做妈妈
你准备好了吗？

石头Curr / 编

孕妈妈幸福手账

Pregnant mothers' happiness hand account

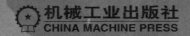

机械工业出版社
CHINA MACHINE PRESS

图书在版编目（CIP）数据

孕妈妈幸福手账 / 石头 Curr 编. —北京：机械工业出版社，2017.3

（做妈妈你准备好了吗？）

ISBN 978-7-111-56478-2

Ⅰ. ①孕… Ⅱ. ①石… Ⅲ. ①孕妇 - 妇幼保健 - 基本知识 Ⅳ. ① R715.3

中国版本图书馆 CIP 数据核字（2017）第 067315 号

机械工业出版社（北京市百万庄大街 22 号　邮政编码 100037）

策划编辑：徐曙宁　责任编辑：徐曙宁

责任校对：崔兴娜

北京新华印刷有限公司印刷

2017 年 6 月第 1 版 · 第 1 次印刷

158mm×230mm · 31 印张 351 千字

标准书号：ISBN 978-7-111-56478-2

定价：128.00 元（套装）

电话服务　　　　　　　　　　网络服务

服务咨询热线：010-88361066　机 工 官 网：www.cmpbook.com

读者购书热线：010-68326294　机 工 官 博：weibo.com/cmp1952

　　　　　　　010-88379203　金 书 网：www.golden-book.com

封面无防伪标均为盗版　教育服务网：www.cmpedu.com

女力觉醒时代

文 | 一帆

我信仰着这样一个女性力量觉醒时代的来临。

在这个逻辑与思考优先、理性比感性吃香、物质化与左脑化的世界，做女孩并不那么安心。每逢多愁善感，散发悲悯之情，或是爱得太用力的时候，好像总要责怪自己两句。去书店走走，架台上陈列的书目似乎带来更多不安：如何化妆着装，如何赢得男人心，干得好不如嫁得好，好像我们的命运都在男性手中。周遭的姑娘们常常担心自己外貌不够好，没市场，也会为男友一句话去节食，减肥。媒体更是在告诉我们女人总是随着年龄的增长而贬值，男人随着年龄增长而增值。我周边的才华横溢的姑娘，也会在二十三四岁就开始惶恐奔三，唯恐找不到好对象就注定一生失败。喜欢学术与研究的女孩子们如愿以偿地进入博士阶段，却要被贴上第三类人——"女博士"的标签。遇到心仪的男孩，生怕他得知自己的学历那么高。追求事业时也不能追求得大大方方，总要解释两句"其实我也很贤惠顾家，很会做家务"。甚至我们自己，对周边的姐妹们也不手下留情，"瞧那个女强人，她家庭肯定不幸福"。

　　我身边的这些姑娘们啊,有的发起众筹,环球航海拍纪录片采访船上的女性故事;有的用在公园里给孩子们讲故事的方式赚钱,游走拉丁美洲;有的深入南非难民营,用女性的视角做田野调查来研究他们的生活;有的奔走在非洲建设社会企业,用商业解决社会问题。她们默默地孕育着,滋养着,撼动着这个世界。

　　石头姑娘是我多年前结识的。虽然我们只有一面之缘,却觉得我们内心深处的挣扎、对爱与自由的渴望、对生命价值的探求是一致的。

　　我们殊途同归。多年前在主流价值中追寻成功,却渐渐对于社会的种种规则感到厌倦,感到迷失。望着地铁中川流不息的人群,觉得自己像是要被淹没了一般:似乎这个地方,并不属于我,我只是过着别人期待看到的人生,扮演着某种角色。而自己好像也在不知不觉中成为了曾经厌恶的那类人。为什么生命真如莎士比亚所言:"充满了声音和狂热,里面空无一物。"为什么生命的画卷越是展开,越是麻木、痛苦不堪?难道就要这样慢慢地老去?内心的好奇、敏感与璀璨的天性都哪里去了?那些年少轻狂、天真的渴望都哪儿去了?生命的价值又在哪儿?

　　我,辞掉了投资银行的工作。一只背包,四套衣服,就这样,我离开了曾经昂贵又复杂的生活。先是重走古丝绸之路,又穿行在拉丁美洲,学习自由潜水,形而上学,瑜伽。在农场上践行朴门农业,自然建筑,过简单生活；走入热带雨林，拜访萨满巫师；来到古巴广场上，和大妈大叔们一起跳起萨尔萨舞到天明。我探索，发现，拥抱各种奇异的未知数，像是带上了彩虹色的眼镜一样注视着这世界，爱上了它，爱上了生活，也重新爱上这个自己。

而石头姑娘，在世界的另一个角落，也是一挣扎，一转身，奋不顾身地奔去了原本的那些梦。先是发起众筹要去学习心理学与灵修占星，又跑去读了清华大学和 MIT 合作的全球 MBA，业余做着艺术绘画，写专栏写书，研习着育儿经，过得好不精彩！

过去总是有人告诉我们：生活是场赛跑，不跑快点就会惨遭踩躏，哪怕是出生，我们都得和三亿个精子赛跑。我们渐渐地，忘了自己有着独一无二的 DNA。也许生命并不是赛跑，已经被规划好赛道，大家奔向同一个终点，谁也不敢落下一步。或许生命更像是段旅程：我们有不同的赛道与终点。无论选择哪条路，都会有不同的风景。

我们在这不同的旅程中也渐渐发觉，原来内心的强大，活出自我的本真比什么都重要。原来为别人付出，不再以自己的得失为中心，却能给自己带来更多的安心。虽然在这些尝试之中，我们也常常把生活搞得一团糟。但也许正因为如此，在深入挣扎与对痛的理解之中，我们逐渐具备了写书的能力。

我和石头姑娘也有巨大的不同之处：石头姑娘是个妈妈。而我，渴望做母亲却又恐惧做母亲。做妈妈多少需要点勇气，这个社会对女性的要求已并不是"上得了厅堂，下得了厨房"那么简单，更要兼顾并平衡好事业、学业、家庭、孩子，而且还要时常回到内心的平衡点。做母亲代表着有多少日夜与孩子身、心、神都不离？要放弃多少已经筑造好的丰富生活？停下来几年再回到事业，是不是还能回到原处的那份成就感和归属感？

看着每一位新妈妈成长的时候，我心中总抱有如此多的爱与希冀。她们外在丰富着自我——读诗，学画，背包旅行，拥有诸多兴趣爱好，是否有男人或家庭都能把日子过成诗。她们也内在成长——瑜伽，禅修，关注自己的内在情绪与心灵。她们拥抱自己的女性光芒——温暖，柔韧，坚实地与大地相连。

而我身边的新妈妈们也总能给我带来力量与希望。有的妈妈带着腹中宝贝驻扎在贵州少数民族地区创建生态美学博物馆。有的妈妈带着腹中宝贝一路去向南极，感受世界尽头的纯净与无限，寻找地球母亲的源头。有的妈妈在学习非暴力沟通，带着素食宝宝，搭车周游。有的妈妈跟老公一起去美国、澳大利亚自驾，让宝宝在路上看世界，也准备开创自己的幼儿园。有的妈妈跑去巴厘岛学习自然生育，回国做分享。也有妈妈去学习开飞机，还把巴士改建成为家，创建了自己的有机农场，种植玛雅草药，还在家教育自己的两个小女儿，让住在家中的义工和沙发客们教孩子们各种语言与自然学科。她们丰富着自己，丰富着周遭，也撼动着这个世界。

石头姑娘也是这样的新妈妈,她带着娃驰骋职场的同时,通过艺术与写作追求着自我价值的实现。她的书里,撰写着我们每个姑娘的影子,我们的迷茫,我们的挣扎,我们的追求,我们的爱与自由。

我想,无论是未来想要做母亲还是现在已经成为母亲的,读后都会有诸多同感与收获。这本书也许是你的小工具箱,在不知如何是好的时候恍然大悟,"啊哈,原来我可以这样!"也许,这本书是你心灵的陪伴,告诉你你并不孤单,世界上有很多妈妈们跟你围坐在一起,只是你们暂时还彼此不相知。也许,这本书在提醒你,多么复杂的、艰难的路,慢慢走,都走得过来。而且不仅要走过来,还要对自我充满爱与光明地、昂首挺胸地、精彩绚丽地走过来。

石头姑娘啊,我祝愿你此生生如夏花,尽情地绽放吧!也祝愿所有的带娃的、不带娃的姑娘们,充满灵感与启发,不断地丰富自己,撼动这个世界。女性与男性们,让我们一起迎接这个美好的、滋养的、丰盛的女性力量觉醒时代的到来。

序二 /

愿你有她陪伴，不怕孤单

文 | 夏晏 Creaky

认识石头小姐是一次很偶然的机会。

近两年前，我在筹备自己第一本书的出版，在书上市之前做了一次众筹，既作为新书的预热也作为对于市场反馈的试水，石头小姐在众筹期间给予了我很大的帮助和支持，我们的相识之初就是在众筹网站的一次"支持"按键被按住的情况下。

新书上市前后一年时间，我的文章也不时被很多媒体转发，我偶尔也会在朋友圈转发自己新作的人物专访以及新作品，偶尔也会发一些签售信息和心情日记，不管什么类型的朋友圈石头小姐都十分给面子地点赞，并且留言。

你知道，一个人在别人朋友圈下面频繁出现其实很容易被误会是个市侩的人，但她说的话却从不会让人觉得她是市侩的，恰相反，我越发觉得她真诚，尽管此时我们素未谋面。

又过了一阵子，随着我来到北京工作，逐渐打开自己的交际圈，我慢慢发现，石头小姐和我朋友圈里很多人都是老相识，他们分布于不同的领域、行业，有着不同的年龄层次和背景，但她和他们都很相熟，这是真诚以外，我又感受到的她身上第二点的厉害之处。

我们真正的见面已经是去年年末的时候了。

年关将近，我当时在朝外 SOHO 谈一档合作，中午和晚上都有约，和她的见面只得在办公楼的咖啡馆仅一个半小时的时间，石头小姐居住在北京城外很远的地方，进城一次不容易，所以这一次见面对我们而言真的酝酿了很久。

大部分能长久维持的感情，第一次见面时都不会是一见如故或者相见恨晚的，对我而言，第一次会面能有一点点熟悉和默契在就很难得了。夸张的感情往往用来自欺，敢于面对真实的平淡才是真情。

那次会面，我了解到她身上更多的特质，她可以在生育后选择出国读 MBA，她曾在奥美工作现在为创业团队打拼，她身上具有很多已婚人士不具有的热血和果决，最难得的是，她和我们一样也是有故事的同学，但她从没有以此为沉沦的借口。

这次见面以后第二次见面是在我出版社的会议室，我给自己的第二本书签名，她来拜访询问合作的事情。本以为我和她合作的一本作品会成为她出版的第一本书，没想到眼下她的第一部个人作品就已经问世了。

她找我写序言时说自己写的第一本书和怀孕做妈妈有关，我一点也不诧异。

花了时间翻看里面的文章，我也可以很清楚地告诉你，这本书不会是一本简单的教程或者心情记录。

她会是实用的，也会是陪伴的，她会给你最好的建议，也会沉默伴你度过这近一年的时光。

以我对她的了解，石头小姐一定会是一位很好的妈妈，而她现实中也的确是。

我希望这本书能给你带来有用的帮助，我诚挚推荐，也希望你和我一样喜欢上这位著书的女子。

那么，期待一下我们第三次的见面。

于杭州

写在前面的话

　　为什么会有这本书？一切要从小时候的我说起。似乎从小我就是个书迷，回想起小时候印象最深刻的记忆就是坐在阳台改造成的书房地板上一遍又一遍地翻看那些不知从表姐那继承还是哪来的小人书和杂志，很多都看了无数遍了，还是能废寝忘食地专注地看，阳光洒在我的发梢，我如饥似渴，仿佛时间都静止了，爸妈一遍一遍地喊我吃饭，我就沉浸在那种专注的幸福中不可自拔。后来长大了，读书了，我成了班上的语文课代表，开始对写作产生了浓厚的兴趣，这兴趣在初中被很好地鼓励，又在高中被推向了高峰。仍然记得那时最快乐的事情就是去二手书店里淘旧书，以及去图书馆借书，回家之后写完作业已然深夜，但仍然不睡觉偷偷读，有时也开始写点自己的文字。写作于我，是一种救赎，是一种情绪发泄的出口，也是一种生活方式。那时候，就许下一个愿望，那就是将来等我成年了，一定要拥有一部自己的作品。

　　后来的后来，明明不喜欢经济的我在对未来和职业一无所知的情况下听从亲戚的介绍考上了全国最知名的经济类高校，学起了金融保险这个在别人眼里看起来无限"钱途"的专业，命运就此开了个很大的玩笑。在漫漫四年的大学生涯里，我被外部浮躁的环境很遗憾地改造了，没有能够坚持住自己的想法，忘记了初心而成了当初自己最不想成为的那种人。但是幸运的是，在毕业那年，我在几家金融机构实习后，发现自己真的没有办法做自己不喜欢的工作，于是勇敢地做了这辈子永不后悔可能以后也没有这样的勇气做的决定，那就是放弃了普遍高薪的金融行业工作，选择去了过劳死最多的广告行业，从零开始，与其他专业对口的毕业生PK。为了尽快赶上别人，我经历了痛苦的三个月，在这三个月里，我是一个没座位、没报销、没收入、没聘用合同的"黑户"，没有人带我，由于我做的事情本来就是当时很新的EPR（网络公关），也没有人能够请教，所有事情只能靠自己研究琢磨，还要遭受改朝换代跟上一批离职员工交接时的冷嘲热讽和白眼，到现在我仍然记得当时那个跟我交接的AM（客户经理）当着一个媒体主编说我"特肉（北京话，意思特别软弱、好欺负）"，每天疯狂喝咖啡全神贯注地干活，厕所也没时间上，加班到2点回到家里一个人哭，也不敢让男朋友知道，因为那是我自己的选择，要对自己的决定负责，只能自己认栽。三个月以后，我终于顺利入职，公司也终于分配了一个leader（领导）带我，我也成长为这个项目里最专业最门儿清的"老人"。可以说，这一次选择，彻底改变了我的人生轨迹，我以为从此人生就会这样一直下去，事实上我也确实过了很多年简单的工作、家里两点一线的生活，没有什么大风大浪，工作多年来都是我的生活重心，我热爱我的工作，从工作中我能得到足够的成就感，虽然每天为了工作牺牲了我的那些兴趣爱好甚至是个人生活，我已经好久好久没有写作画画唱歌，忘记了小时候起就有的梦想。然而，没有想到的是，我的孩子的出生，再次改变了我的人生轨迹，也让我找到了我发自内心想要做的事情，那种，别的事情都可以抛开，只有这件事情最重要，值得我为之努力的事情。我找回了当初那种全身心沉浸的使命感，好像我生来就是要做这样一件事情一样。

很幸运，我在职业开始的第五年开始服务一个母婴类客户，也发现了自己的兴趣和擅长的领域所在，我自己在做巢妈团这个项目的同时也对其品牌理念深信不疑，并且随着我成为一名真正的母亲之后，我开始越来越能深刻地体会这种感觉，这种价值观。

怀孕之前，我像每一个蜗居在帝都的北漂一样，生活就是单纯的公司家里两点一线，一潭死水，波澜不惊：每天都在忙工作，加班，甚至通宵加班是常态，周末不是在家睡觉休息就是继续忙工作，事业是我的寄托，为此我们大多时间在外面吃饭，作息时间紊乱，没有自己的生活。但怀孕之后，我在家吃饭，自己带饭，戒掉糖和辣，戒咖啡可乐等，晚11点前必须上床，虽然偶尔也加班到深夜。生完孩子以后我更是整个人受到了全面的冲击，首先要在短时间内学习带娃和解决各种突发状况，其次我遭遇了严重的产后抑郁，然后从以前的沾床就睡的模式转换成每天晚上醒来无数次独自喂奶哄孩子的模式，等等，这些状态一持续就是两年。

一切的一切就这么开始了。就像种下了一颗希望的种子，所有后面发生的奇迹都由这一颗种子慢慢激活，如多米诺骨牌一般串在了一起。

像所有80后一样，我也是独生子女一代，没有兄弟姐妹，生长在南方，奶奶爷爷带大。在帝都，像我这个岁数的姑娘结婚的都很少，更别提生孩子的了，但我出生那年，赶上了婴儿潮，所以基数摆在这儿，前后脚怀孕生子的同龄人也不少。80后一代，不同于50后、60后，介乎

70后和90后之间，既有70后的责任担当，又有90后那般自由的思想，但我们那个时代，正好处于一个动荡变动的年代，刚刚恢复高考。改革开放，港澳回归，历史性的事件接二连三地发生，整个中国短短十年间更是发生了翻天覆地的变化，从一个半封闭的状态转向一个更开放、自由和繁荣的社会，就像揠苗助长，80后的我们在成长过程中遭遇太多变故，也承受了太多压力，统招放开、大学毕业不包就业、下岗、国企改革、通货膨胀、房价疯涨……因此80后是特别复杂、纠结的一代，他们在短时间内经历了两个不同形态环境的断层，同时也是中产阶级崛起的时期。现在，我们长大了，成了社会的中流砥柱，开始面临人生诸多选择和难题，没有经历父辈般的生活磨炼，家中独苗呵护着长大，如何去面对这些生命中的变化和挑战？

好多人说，结婚和生子是女人一生中的两道坎，当我与朋友分享我的故事时，她说你是不是以前都很顺，这是你遭遇的人生很大一道坎？是的，虽然童年生活也并非完美幸福，青春期也曾遭遇叛逆和抑郁，但大体上都是漫长的温柔的"折磨"，不曾像结婚生子这般迅猛凌厉，直戳心脏。我不知道你们有没有过那种回想起来连天都是灰暗的日子，每天觉得压抑得快死掉了，孤立无援到绝望，对人性感到怀疑，累到痛到只想大哭，内心像被一把小刀一直拉着疼痛到麻木，最后自动忽略屏蔽掉那些痛苦。产后那一年半的时光，我基本就是这样的，那是我人生中最低谷的时期。

我一直在努力跟命运跟生活死磕，企图扭转这种局面，从一开始像一个斗士一样战斗，到后来全力以赴企图平衡生活，再到后来把自己交付给命运和时间，随波逐流，麻木落寞，面对低潮。最终，时间是一切的解药，当我不再抵抗，我终于慢慢走出了那段低谷期，我的生活在慢慢好转，我也感觉自己跟以前不一样了，我跟别人说，我什么都不怕了，因为最坏的我已经历。

"每个人的生命中，都有最艰难的那一年，将人生变得美好而辽阔。"

深以为然。最难过的那段日子里，我疯狂想逃到一个不知名的谁也不认识我的地方，自生自灭。我不要这样的自己，也不要这样的生活。

经历了最痛苦的时光后，我尝试了放手，把宝宝留在老家给公公婆婆抚养一个月，算是给自己放一个月假，要把破碎的自己找回来，然后一片片拼起来，我称之为"重走青春路"。起初也就是制定了一个疯狂计划，列了个遗愿清单，因为抱定了决心未来十年要以孩子为主，所以趁年轻要把自己以前想做但是一直没有做的事情都做一遍，其实也都是一些稀疏平常的事情，比如把那一个月的帝都所有展览和话剧都看了，参加各种CAPE（全球青年实践）、青年志等青年文化组织的活动等等，直到我参加了一帆的新书分享会，她的故事像一道极光，突然给了我力量和灵感：生命充满无限可能性，不要把自己限定在那些思维预设里，谁说你不能实现你的梦想？于是我也想明白了一件事，那些我认为这辈子都不可能实现的事情是有可能实现的，前提是，你要去尝试。我后来接触到很多优秀的90后，深深有一种自己要被90后拍死在沙滩上的感受，不是因为他们年轻有激情，而是因为他们面对生活积极乐观没有任何包袱和预设去完完全全把自己交给生活，勇于尝试，拥抱每一种可能性。为什么我不能呢？接着，我就开始了一项又一项尝试，跳出自己的舒适区，越是以前不敢或者不愿尝试的越要发起挑战，只要是有趣的事情，我都不去考虑是否适合我这个年纪，而是考虑我是否有兴趣，想做就做，也不在乎结果，只为追求内心的体验。后来我成为在行网的导师，为很多形形色色的人们提供相关资讯，他们有的是新晋奶爸，有的是刚流产内心低落的女生，有的是自己创业的妈妈……我在一一沟通的过程中发现，原来很多问题的答案都是类似的，以及很多人其实都有类似的困惑，于是，我开始思考，如何才能够帮助到更多跟我一样的女性，成为更好的自己，更幸福的妈妈？在跟好朋友追梦网 Jamie 一次聊天开玩笑时突然想到，也许写成文字记录下来会是一个很好的解决办法，于是，便有了豆瓣的专栏和这本书。后来我接触到了 ThinkTank（女性智囊团），也给了我很大启发，我非常认同这种女性互助的精神，在清华读 MBA 学习积极心理学课程时也以 Lean In 为主题做期末报告，后来我想，为什么我不针对 MBA 女性成立一个 Lean In MBA 组织，帮助更多我身边的同学们呢？离开奥美之后，有一段时期，我感觉离开了奥美的光环似乎自己什么都不是，就是一个什么都做不好的家庭主妇，但是现在，豆瓣专栏作者、在行网导师、Lean In MBA（女力商学院）创始人……所有这一切新身份都是我不曾预料到的，我的生命在向着一个未知的精彩的方向流去，我不再纠结于所谓的五年计划三年计划，未来会发生什么，你永远不知道。

　　所以，我决定用文字记录下来我所有的感悟与体验，并借由这些我自己闯出来的充满血与泪的经历故事分享帮助更多像我一样的妈妈避免或减少受到伤害,至少在心理上对未来能有一个准备,在面对生命当中的无常和手足无措的时刻能够帮助她们找到自我,克服困难,成为一个幸福的妈妈。让你们知道,你们并不孤单。

我不是什么育儿专家,也并非科班医生,我写不出那些头头是道的学问,我只能用大白话表达我的看法和感受,我就是一名普通妈妈,跟千千万万世界上其他的妈妈一样,但,我想成为一名有趣的、独立的、自由的"新"妈妈。我想将这种理念传递下去,与更多人分享。

最后,谨以此书献给我的儿子好沉。

石头 Curr

book

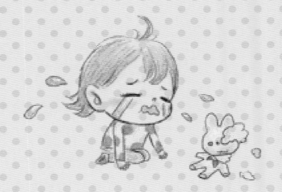

Movie

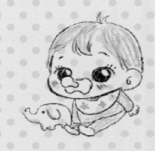

Travel

dream
梦想发生器

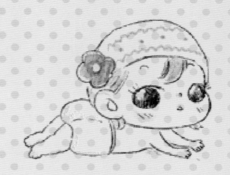

我的目标：

实现期限：

我的优势：

我的行动计划：

可能未完成的原因：

解决办法：

奖励：

实际完成目标：

承诺人：

监督人：

日期：

我人生的意义是什么?

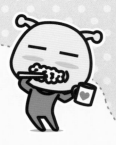

我的人生目标
(包括个人、家庭、社会、事业、人际关系、财务以及精神层面等目标)

1

2

3

4

5

Significance
意义

Pleasure
快乐

Strengths
优势

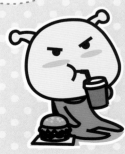

假如你只有人生 **3** 年

20_____年　　　　　20_____年　　　　　20_____年

假如你只有人生 最后**6**个月

排序　　　　　活动　　　　　最后期限　　　　　具体时间

目录 *contents* /

Part 1

备孕及
孕早期阶段（1~3 个月）

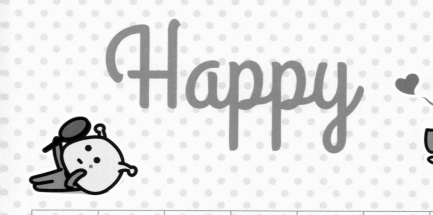
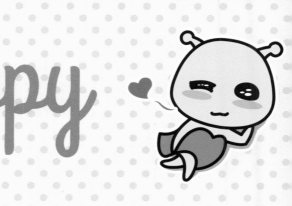

Happy

Memo	Monday	Tuesday	Wednesday	Thursday	Friday	Saturday	Sunday

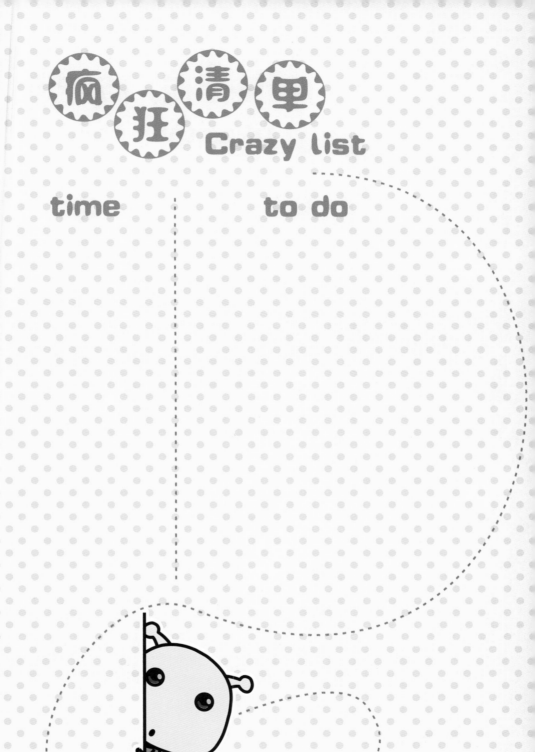

疯 狂 清 单

Crazy list

time   to do

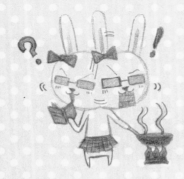

一周食谱
weekly menu

	早	中	下午茶	晚
Sun日				
Mon一				
Tue二				
Wed三				
Thur四				
Fri五				
Sat六				

所需食材 ....
....
....

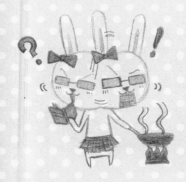

一周食谱
weekly menu

	早	中	下午茶	晚
Sun日				
Mon一				
Tue二				
Wed三				
Thur四				
Fri五				
Sat六				

所需食材

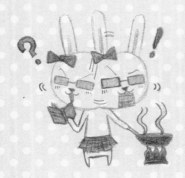

一周食谱
weekly menu

	早	中	下午茶	晚
Sun日				
Mon一				
Tue二				
Wed三				
Thur四				
Fri五				
Sat六				

所需食材

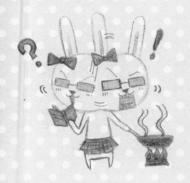

一周食谱
weekly menu

	早	中	下午茶	晚
Sun日				
Mon一				
Tue二				
Wed三				
Thur四				
Fri五				
Sat六				

所需食材 ....

....

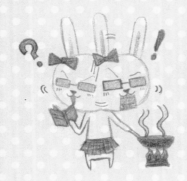

一周食谱
weekly menu

	早	中	下午茶	晚
Sun日				
Mon一				
Tue二				
Wed三				
Thur四				
Fri五				
Sat六				

所需食材

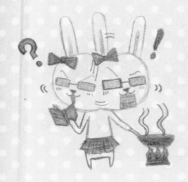

一周食谱
weekly menu

	早	中	下午茶	晚
Sun日				
Mon一				
Tue二				
Wed三				
Thur四				
Fri五				
Sat六				

所需食材 ....
....
....

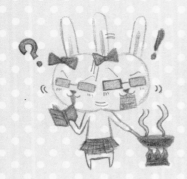

一周食谱
weekly menu

	早	中	下午茶	晚
Sun日				
Mon一				
Tue二				
Wed三				
Thur四				
Fri五				
Sat六				

所需食材 ....

....

....

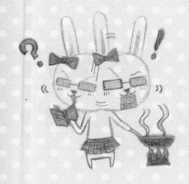

一周食谱
weekly menu

	早	中	下午茶	晚
Sun日				
Mon一				
Tue二				
Wed三				
Thur四				
Fri五				
Sat六				

所需食材

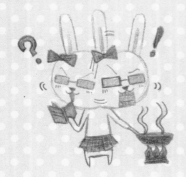

一周食谱
weekly menu

	早	中	下午茶	晚
Sun日				
Mon一				
Tue二				
Wed三				
Thur四				
Fri五				
Sat六				

所需食材

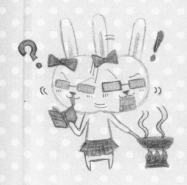

一周食谱
weekly menu

	早	中	下午茶	晚
Sun日				
Mon一				
Tue二				
Wed三				
Thur四				
Fri五				
Sat六				

所需食材 ....

....

....

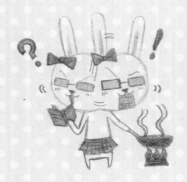

一周食谱
weekly menu

	早	中	下午茶	晚
Sun日				
Mon一				
Tue二				
Wed三				
Thur四				
Fri五				
Sat六				

所需食材 ....

....

....

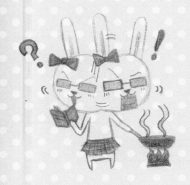

一周食谱
weekly menu

	早	中	下午茶	晚
Sun日				
Mon一				
Tue二				
Wed三				
Thur四				
Fri五				
Sat六				

所需食材

备孕你不得不知道的事儿

其实我自己也并非科学备孕的案例，儿子的到来完全是一个意外，但当初刚得知怀孕后还是有些后怕，因为那时正是我事业忙得昏天暗地的时候，而我把早孕期的犯困啊容易累等症状都归结为忙碌，还拉着同事一起做了个足底按摩……想想如果当初也能有备孕计划，是否会少很多担忧，一切都从容优雅呢？

如果有条件做科学备孕的姐妹们，还是建议大家都有这么一个计划，不用苛求自己，但至少在心理上能有一个准备。优生优育对于每一个家庭都非常重要，要对每一个生命的到来负责任，一个孩子的"质量"不仅影响了他/她的一生，也会影响一个家庭和父母的命运。

备孕计划第一关：心理关

当妈妈和结婚一样，都是影响一生的决定，需要每一个姑娘慎重考虑，你为未来可能出现的情况考虑越多，你的心理准备也就越充分，将来遇到再多困扰也不会慌张，也能避免心理落差。同样对于爸爸，也要做好暂时被忽略的心理准备。在成功怀孕后，妈妈们也应该避免出现过度紧张、担忧等心理状态。

备孕计划第二关：身体关

既然决定了要孩子，就要开始调整生活状态，有以下几件事必须要做：

1. 去医院做相关检查：夫妻双方是否适合怀孕？有无一些传染病或遗传疾病需要注意和治疗？O 血型和 AB 血型的夫妻最好也咨询下医生，听从医嘱，进行调整。要注意的是，女性最好在月经结束后三至七天内进行检查，检查前不要同房，这样出现问题就可以治疗解决。之前有过流产经历的姐妹们也要注意身体调养好了以后再尝试怀孕。

2. 怀孕前半年内最好不要生活在刚装修完的环境里，包括办公环境。

3. 备孕期间最好能将家里的宠物暂时寄养出去。

4. 补充叶酸：从决定怀孕第一天开始就可以开始补充了，最好准爸爸准妈妈一起上阵，叶酸最好去正规医院渠道遵医嘱购买。

5. 身材过胖或者过瘦的准妈妈要注意控制体重，过胖或者过瘦都会给顺产造成难度，保持标准范围内的 BMI（身体质量指数）比较好。

6. 改变生活方式，养成健康的生活习惯：要想保证怀孕的质量，准爸爸准妈妈都要养成健康的生活方式，戒烟戒酒，多吃水果和蔬菜，告别快餐，少吃多睡，早睡早起，加强锻炼。

7. 调理身体：很多成年女性，包括我自己都有宫寒等毛病，有些姑娘会通过吃中药调理身体，我自己一直以来都认为是药三分毒，如果能通过食补而非药补解决的问题就决不求助吃药打针。因此有一些民间的方子比如五物汤等帮助调理女性身体，建议可以尝试下，我看过食谱，都是对女性身体有益的食物。

8. 补充相应的营养素：宝宝半岁时去体检才知道，原来由于我自己本身母体缺钙缺锌，导致宝宝也会缺少这些营养素，因此母体缺乏什么就最好早点补充，宝宝身体早期的营养素都会受影响。妈妈们普遍比较容易缺乏的营养素，比如钙、铁、锌等，最好能提前补充，推荐迪巧咀嚼片，味道好又容易服用。

9. 坚持锻炼身体：准备怀孕的女性最好坚持锻炼身体，这样有利于预防感冒、咳嗽等疾病，以防怀孕时胎儿产生畸形。不过在锻炼身体时要循序渐进，只要做适量的运动即可，不用剧烈运动，不然会有激动、紧张的状态，会影响他们的生理平衡，如果有剧烈运动，最好推迟受孕时间。

10. 谨慎用药：药物也是造成胎儿畸形的一大原因，它们通过胎盘直接影响胎儿，尤其是受孕后的三个月里，更易受到药物的影响。母体内蓄积的药物成分也会影响胎儿的发育，所以女性在备孕的几个月前就要谨慎用药。

11. 避免接触放射物：接触有害物质不仅影响女性的健康，怀孕后更会影响胎儿的正常发育，可能会导致胎儿畸形。所以怀孕前女性一定不要接触铅、汞等放射性物质，如果之前接触过，一定要去医院检查体内是否有超标物质，如果超标，则先要远离有害物质范围，等身体指标正常后再孕育宝宝。

12. 检查牙齿、眼睛：怀孕后牙齿出现问题会非常麻烦，不能拔牙，因此备孕期间就要提前做好牙齿检查，安排治疗。有的近视眼妈妈也可以去医院查看眼底，当时产检医生就建议我去查下，目的是防止生产时用力过猛导致视网膜脱落，如果眼底不好，则可能建议剖腹产。

13. 安排好怀孕后的工作和生活：夫妻双方最好能共同讨论，事先规划好怀孕后的生活和工作，查好相关的公司产假、生育险、报销等规定，将来怀孕后谁来照顾孕妇、产后月子期请月嫂还是找老人照顾、孩子生下来以后由谁主要抚养等等问题都要提前想清楚，并安排好时间。

备孕第三关：实战关

好了，准备工作都做好了，就开始实战吧。拿出一个小本本，记录好你的排卵日记，同时算好日子，希望要一个什么年份什么星座的宝宝呢？不过对于星座属相性别什么的咱们新一代妈妈不用强求，一切随缘。我们都知道五六月份是最佳怀孕时间，因为这段时间蔬菜、水果充足，还可以多晒太阳，且没有严寒干扰，有利于胎儿的成长发育。我之前也有听说过一些爱爱小技巧可以帮助提升怀孕概率，比如体位姿势、事后将腿部垫高等等，效果如何不得而知，有条件的姑娘们可以试试，不过有一点亲身经验必须要传授给各位准妈妈们，那就是一定要放松心态，不要有心理压力。建议可以夫妻出去度假旅游，我自己就是在公司旅游结束后怀上的，小别胜新婚呀。对于女性来说，高龄怀孕不容易，最好在 25 至 30 岁之间怀孕生子。男性虽然没有这方面的危险，但是年龄越大，精子的质量越低，因此最好在 30 至 35 岁之间让妻子怀孕，这样才能有个相对健康的宝宝。

你必须拥有的孕期 APP

作为一个有选择恐惧症的麻麻，深深觉得孕期 APP 有 2~3 个足够了，多了也实在看不过来呀。下面是推荐之前用过的几个不错的 APP，大家可以自行选择下载。

宝宝树孕育 - 最火的怀孕育儿社区

点评：宝宝树作为国内最大的母婴类垂直网站，这个 APP 最大的特点就是全，你想找什么内容一搜肯定有～最常泡在里面的妈妈圈，比如一个妇产医院的就会有很多共同话题，哪停车免费啦，哪儿中午检查间隙吃饭人少适合孕妇啦，

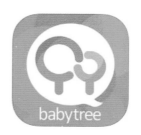

哪个大夫好啦，挂号小窍门啦，要问哪些问题该看什么指标之类的。或者一个孕期阶段的也会有很多共同话题交流，比如这个阶段大家都会遇到哪些问题，便秘还是失眠，该做哪些检查，要注意哪些事项，顺产是什么感受等等。

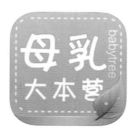

母乳大本营

国内专注母乳喂养的民间社群，圈内人开玩笑说这是个"邪教"组织，我们都热爱母乳喂养。母乳喂养过程中遇到任何问题都可以上去咨询或

搜解决办法，如果对母乳喂养信心不足，可以加入大本营获取能量和支持！姐妹们和你在一起！

怀孕管家

点评：针对孕期的实用 APP，最好用的是里面的妈妈工具箱，比如 B 超单解释帮助你看懂那些指标，有时候还能看出男女，是否适合顺产，等等。还有生男生女预测、胎儿体重计算器、"能不能吃"一键查询孕期吃喝禁忌、购物清单。

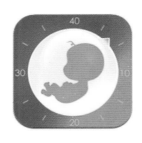

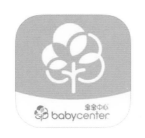

babycenter 宝宝中心

点评：虽然这是一款品牌做的 APP，但因为界面的简洁、功能的专注，我非常喜欢，很实用，按照你的孕期针对每一天推送内容和提醒，相当贴心实用。

天才宝宝胎教

点评：这款 APP 是和胎教仪打通的，内容比较丰富，类别齐全，其实感觉胎教的 APP 都大同小异，选一个差不多的就行，用的次数也不会很多，还是以父母亲自胎教为主，APP 听多了对宝宝的听力不好。

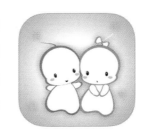

孕妇我最大

点评：超萌超有爱的准妈妈日记，看了就上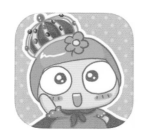
瘾，特别有共鸣，作者真的超级用心，把好多怀
孕期间的细节洞察都画进去了！连我这种宝宝都
快三岁的资深新妈妈都想起来好多怀孕期间的趣
事儿，一孕傻三年，记忆力也确实不行了！

好孕妈妈 Yes Or No

　　回想起怀孕那会其实好多特别美好又有趣的记忆，有些由于时间关系已经模糊了，但总体来说，怀孕时虽然身体辛苦些，又总是担忧紧张有些压力，但总的来说应该是女人人生中最幸福的一段时光，跟老公的关系也异常温馨融洽。那时以为卸货后就轻松了，生完就恨不得把宝宝塞回去，还是怀孕时的女人最幸福！

　　结婚后一年刚办完酒婆婆就打电话来问打算啥时候生娃，当时心想这么昏天暗地的广告狗加班生活怎么可能怀得上！于是就配合老公开始不采取避孕措施，总觉得没这么幸运中奖吧。怀孕时刚好是事业上升期，最忙的时候，也是最有干劲的时候，突然觉得身体吃不消，每天都好容易困顿劳累，吃的也特别多，以为是加班太辛苦，还去做了次足疗。后来大姨妈迟迟不来，突然一个激灵想，该不会是怀上了吧。跑去药店买试纸的路上又兴奋又紧张又担忧，看都没看就拿回家，结果发现是别人用过的！愤怒地又折回去换，然后回家一看，果然中了。第一件事情就是跟婆婆报喜，之前由于办婚礼的事情跟婆婆闹得不太愉快，怀孕也算是缓和了关系，然后跟老公开始规划孕期生活，婆婆之后也来北京跟我们住，照顾我的起居。

　　由于第一次怀孕没有经验，还是非常紧张的，担心这个，害怕那个，心想如果没有生一个健康宝宝，这辈子自己和孩子的人生都会废了。于是思前想后，考虑广告公司的加班强度，还是给老板坦诚相待写了一封很长的邮件，说明了我的想法：头三个月最脆弱，这是关系人生的大事，愿意在这个阶段为了孩子牺牲等等。后面几次去香港、青岛等出差也直接取消了。老板同是女人，特别理解支持我，马上开启保护模式，还及时给我升职肯定我在过去一年多的努力，在职场上遇到一个好老板，我觉得比任何其他事情都重要。尽管如此，我还是选择一直坚持上班，并没有因为怀孕就停止工作，这一点我觉得非常重要。我自己本身是一个非常需要督促的人，如果不工作，我压根不会去运动，保持工作让我不但有良好的孕期心情，也能间接让我有一定运动量，不会导致胎儿过大。任何事情都不要过头，一怀孕就马上在家待着，每天躺着坐着反而会憋出毛病来。

作为一名处女座星人，最爱做的事情莫过于做攻略了。马上下载各类 APP，上各大母婴网站，囤货，向已育妈妈请教，每次吃饭前都随时查询饮食禁忌。

头三个月我基本没有什么孕吐的症状，上网搜了下，据说跟个人体质有关系。比较明显的症状是，每天都特别容易困，回到家 8 点多吃完饭就上床睡了，而且莫名有一种第六感，觉得怀的肯定是男孩，结果真的是男孩。怀孕后最折磨我的莫过于准生证这个事，建议大家结婚领证时顺便一定把准生证办了，以及在老家时要记得办理婚育证明。在中国办证这事儿真的是求爷爷告奶奶，到处踢皮球，最后陷入死循环。比如我和老公都不是北京户口，我老家那边要求本人亲自回去办理，我当时刚怀孕，怎么可能周途劳顿跑回去办这个，就走老公家乡那边办理，结果那边要求有一个婚育证明，也是要本人回老家办理，然后我找公司和Fesco 也不管这事儿，最后找了很多人，签了很多生死状百转千回终于办理下来了，还因为这事儿耽误了建档。有很多人以为必须要有准生证才能建档，其实并非如此，准生证是宝宝出生后落户才用得上。在北京公立医院建档需要的是一个叫"母子健康手册"的东西，要去社区的居委会领取，但是大部分的社区居委会是要求出示准生证的，也有的地区不需要，看运气吧。我个人感觉建档也是一个挺奇葩的事情，好多公立医院都要求 6~8 周建档，不然就因为人太多建不了档，最后只能找关系，特别是有些名气大的医院 4 周左右建档才有戏，但除非是备孕的妈妈否则谁能在大姨妈不来之前就知道自己怀孕了呢。建档一定要提前提前再提前！排序一定是怀孕后第一件事。我自己在同仁医院做的孕检，一直在同仁医院和北京妇产医院（新院）之间徘徊，后来因为好友在北京妇产医院（新院）生产，又是北京地区最好的妇产医院，于是决定建档在北京妇产医院（新院）。同仁医院人已经够多了，但跟北京妇产医院（新院）比起来真是毛毛雨，人一多大夫就不太可能顾得上每一个人，而且流程环节很多，排队很久，基本上一个下午就只能照个 B 超（北新妇特别喜欢安排照 B 超和抽血，有什么问题就爱照个 B 超看）这么一件事，然后建档了的同学再预约下一次挂号，基本上是 1~2 周后，再带着上一次的结果。建议妈妈们在医院排队时没事儿多交流，比如哪里停车方便免费呀，哪儿吃饭不用排队呀，哪儿饭菜适合孕妇呀，哪儿中午等号可以去逛下母婴店啊之类的。多思考，合理安排时间和协调家人办事，孕妇去一趟医院很辛苦，真心不容易，而且好多次我都是一个人跑来跑去，最后时间久了基本上感觉大夫就是帮忙开个检查单，因为结果啊流程啊什么的自己都会看了。建档之前医院会安排做一个全面产检，然后决定要不要接收，一般 36 岁以上会被划分到高危孕妇人群。生孩子是去公立好还是私立（包括特需）好，这是一个问题，众说纷纭，我自己认为各有各的优点。比如公立医院资源丰富，设备先进，医生有经验，价格公道（产检报销后算下来自己花了两千多，顺产花了四千左右），还能报销（叶酸片这类营养药品是不能报销的），但是流程多排队久太折腾人，服务态度也不好，有些细节顾不上；私立医院很贵，但是服务贴心，省时省力，问题是医生如果最后搞不定还是要转公立医院，而且那个时候再转问题麻烦就一大堆，对不差钱的家庭特需是个不错的选择，不过协和特需也是爆满。还是不要迷信个别医院吧，自己身体底子养好比什么都重要。建档公立医院有个问题是挂号问题，千万不要指望电话网上预约，能约上几个月都过去了。黄牛或者找人吧，没办法，国情如此。那么选择顺产还是剖腹产呢，也是一个问题，顺产能给宝宝带来的种种好处自不用说，比如宝宝相对更聪明、抵抗力强等，但有时候能不能顺产还真不是妈妈们自己能选择的事情，妈妈唯一能做的就是努力奋斗为顺产创造条件！一般来说，私立医院大多是剖腹产，安全系数高一些，出现问题的风险低一些，但公立医院都会有顺产指标要求，你想剖腹恐怕还得找人呢。还是真诚希望妈妈们能自己生就自己生吧，都是痛，一个在前一个在后，没有差的。

怀孕之后一定要保持好的心情，有的妈妈会有产前抑郁，需要老公以及家人的配合，保证孕妇的心情。身边也有朋友因为过于紧张或者担心天天哭，结果导致流产的事情。

怀孕之后作息一定要规律，最好能每天晚上 10 点前上床睡觉，这样宝宝也能有正常的生理作息。特别是早孕期嗜睡，简直恨不得每天吃完晚饭就上床睡觉了。

尽量不要靠近辐射源，如少用手机、少看电脑电视、不要靠近微波炉等有辐射的电器，防辐射服个人觉得没啥大用，图个心理安慰可以穿穿，另外穿防辐射服坐公交地铁也是一个孕妇信号，可能会有人因此让座。

孕期注意要坚持做适合的运动，不能从事太激烈的运动，一方面有利于胎儿发育，另一方面也帮助顺产。散步、爬楼梯、游泳等都比较适合孕妇，还有专门的孕妇操、孕妇瑜伽也可以尝试，但要在专业人士指导下进行。骑单车、跑步等等运动千万不要进行。

补充各类营养素。最重要的当然是叶酸，建议购买医生建议的产品，孕期检查如果有些营养素不达标，大夫也会给开药，我当时就是吃的北新妇开的爱乐维，不过好像这部分不在医保报销范围里。其他比如补钙和补血也非常重要，孕妇尤其容易缺钙、贫血，建议除了找比较熟的大夫开吸收效果好的钙，每天晒晒太阳，促进钙的吸收，适量吃鱼虾也可以补钙。一个胎儿等于三桶血，孕妇对血的需要量非常大，在血总量一定的前提下，血的使用是一个此消彼长的过程，怀孕时，女人的大部分血会用来孕育胎儿，其他器官使用血时就会相当地节衣缩食。很多女人刚怀孕就变笨，主要是脑子供血不足；孕妇最爱出现的便秘，说到底还是肠胃气血不足；那些怀孕前皮肤就脸色蜡黄粗糙其实是典型的缺血，怀孕时不补血就很容易长斑。血相当于身体的能量，能量不足时，身体就会虚弱，产后就没有力气排恶露，排不尽的恶露会一直沉积在身体里，诱发痛经、盆腔炎、子宫肌瘤等等问题。无论缺少什么营养素，都建议食补为主，药补为辅。

孕妇补血太重要了！！！可以考虑靠得住的品牌蛋白粉、每天 2 颗红枣、三颗核桃仁、一勺炒黑芝麻、几片牛肉、适量黑木耳、紫米粥或黑米粥一小碗。有孕妇这么吃，排便非常通畅，每天像定了闹钟似地准时上洗手间。以前手指上没有小月亮的，后来都长出来了。生完之后皮肤更细腻、红润，完全不像一般女性生完小孩后，皮肤又黄又长斑。有很多女性还没有怀孕，脸就已经黄黄的，这个就很典型是缺血的原因，女人的皮肤其实还是要靠血养，血不够，用多昂贵的护肤品也改善不了蜡黄粗糙的皮肤。

怀孕头三个月和最后两个月禁止性生活，为了宝宝，一定要慎重！

胎儿在母体内生长时间：应为 40 周，即 280 天。

计算预产期的方法：末次月经首日日期加 7，月份加 9（或减 3）。

自然流产最易发生时间：怀孕 5 个月内，大多数发生在怀孕 3 个月内。

初次产前检查时间：停经后 3 个月内。

产前检查间隔时间：怀孕 5 个月内，1~2 个月一次；6~7 个月时每月检查一次；8 个月后每两周检查一次；最后 1 个月每周检查一次；有特殊情况则随时检查。

孕期体重增加范围：每周应少于 0.5 公斤，整个孕期体重增加以 8~9 公斤为宜。

自觉胎动出现时间：妊娠 16~20 周。

胎动最频繁时间：妊娠 28~38 周。

胎动正常次数：每 12 小时 30~40 次左右，不应低于 15 次。妈妈可以自己数胎动进行监测。

胎心音正常次数：每分钟 120~160 次。

孕期应该这么做

孕早期：

这是最关键的时期，不推荐运动，禁止性生活，保胎为主，多喝豆浆，这个阶段的准妈妈体温上升，容易困倦，嗜睡，也容易因为孕吐没有什么食欲，有些人的体重反而下降。注意不要动作幅度过大，建议不要外出旅游，伸手举高够东西、提重物这种危险动作千万避免，走路上下楼梯注意千万不要摔倒，特别是冬天地面有结冰更要小心。有条件最好选择开车出行，避免挤地铁公交，颠簸久站劳累，远离猫猫狗狗，出现任何症状应该立即去医院。多休息，放松心情，不要劳累，也不要过度担心。

这个时期其实胎教没有多大意义，妈妈可以多听一些放松心情的优美的音乐，缓解紧张。

孕中期：

这个阶段状态相对平稳，可以适当进行一些温和的运动，如散步、游泳、做孕妇瑜伽等。但注意游泳时最好去人少一些的泳池，避免被人踹到肚子。孕妇瑜伽也应在专家的指导下进行。一定要避免强烈的腹部运动，也要避免做和别人有身体接触的运动。运动也不能进行跳跃性的或者需要冲刺的运动，要避免做快速爆发的运动，如打羽毛球、网球等，骑马或者潜水等运动也不适合孕妇；尤其是潜水很容易使孕妇处于缺氧状态，导致胎儿畸形。还要了解的是，在运动时如果出现阴道出血、有液体流出，出现不寻常的疼痛或者突发疼痛、胸痛、呼吸困难、严重或持续的头痛或头晕等问题，一定要立即停止运动，最好马上去医院检查。另外，如果在停止运动半小时后仍然持续有宫缩，也不能再运动了。而且，孕妇在运动期间不宜太疲惫，孕妇千万不能过度疲劳，也不要运动到身体过热，也就是说孕妇不宜做出汗的运动。对于孕妇来说，运动的限度是以不累、轻松舒适为宜。此外，孕妇运动期间要多喝水，但不要只喝白开水，最好补充一些果汁等。

准妈妈开始感觉出了胎动，胎儿也已开始有了听觉功能，这时的音乐从内容上可以更丰富一些。因此这个阶段可以开始进行胎教，比如经常没事就摸着肚子跟宝宝讲话聊天，比如跟宝宝说这是汽车的声音，讲讲今天都发生了什么事情，妈妈的心情怎样等等。还有多唱歌给宝宝听，多抚摸肚子。这个阶段给宝宝唱的儿歌可以多重复几次，等宝宝出生后唱同样的儿歌或讲故事，他 / 她说不定记得清清楚楚，会神奇地安静下来呢。通过音乐的欣赏，不仅陶冶了妈妈的情操，调节了情绪，同时对胎儿也将产生潜移默化的影响。我有时候懒也会睡前放一个 mp3 或者手机给宝宝听，现在专门的胎教 APP 一抓一大把，儿歌、纯音乐、故事应有尽有，但毕竟手机有辐射，还是不太推荐。

孕晚期：

宝宝就快出生了，因此妈妈要抓紧锻炼为顺产做准备。推荐上下楼梯配合散步的运动以及坐坐孕妇瑜伽球锻炼盆地肌肉，以及孕妇瑜伽操，这个阶段挺个那么大的肚子去游泳我总感觉不太放心，万一感染了什么病菌也不好。在运动前准备工作即热身活动一定要做足，运动前最好做些低强度的有氧运动，如散步或者轻柔的舒展运动，充分热身。此外准妈妈还可以多做呼吸练习，这可以帮助孕妇放松和保持安静，也有助于在分娩过程中配合宫缩。

浅呼吸：孕妇最好坐在地板上，双腿在身前交叉，腰背挺直，用口呼气吸气。深呼吸：双腿在身前交叉，以舒适的姿势坐在地板上，腰背挺直，用鼻孔深吸气，缓慢呼出，重复练习。对于孕妇来说，运动前一定要和医生沟通，请医生帮助制定科学的孕期锻炼计划，看自己是否适合做运动，适合做什么运动以及运动时间。要进行有规律的运动，然后循序渐进，逐渐增加运动量。

这时期可以让准爸爸也多多参与胎教，比如多摸着妈妈的肚子跟宝宝聊天呀，给宝宝唱歌呀，或者用胎心仪听听宝宝的心跳呀，跟宝宝玩一玩捉迷藏的游戏，宝宝的脚丫子踢到哪里，爸爸妈妈就用手轻轻去抚摸哪里。这个阶段也可以多听一些优美、缓慢的轻音乐、钢琴曲来缓解妈妈的紧张的待产心情。从孕24周开始，可以尝试光源胎教，每天定时在宝宝觉醒时用手电筒（弱光）作为光源，照射孕妇腹壁胎头方向，每次5分钟左右，结束前可以连续关闭、开启手电筒数次，以利胎儿的视觉健康发育。但切忌强光照射，同时照射时间也不能过长。

胎教 TIPS：

1. 孕妇从孕26周开始让胎儿听胎教音乐，每次不超过20分钟，每天1~2次。

2. 用录音机放音乐，孕妇距音箱1.5~2米，音箱的音强在65~70分贝。

3. 如果用耳机在孕妇腹壁放音乐，则耳机处为60分贝即可。

4. 怀孕8个月后反复播送一首固定的乐曲，可为出生后的孩子培养音乐爱好，并为开发孩子的想象力打下基础。

Part 2

孕中期阶段

（4~7个月）

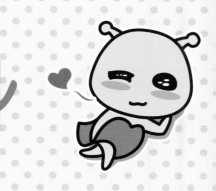

Happy

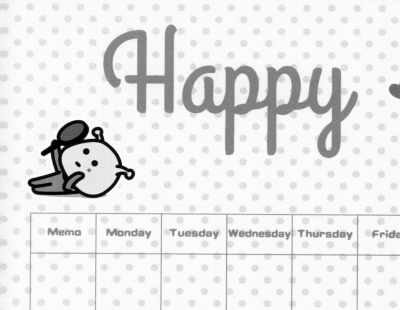

Memo	Monday	Tuesday	Wednesday	Thursday	Friday	Saturday	Sunday

_____年_____月_____日

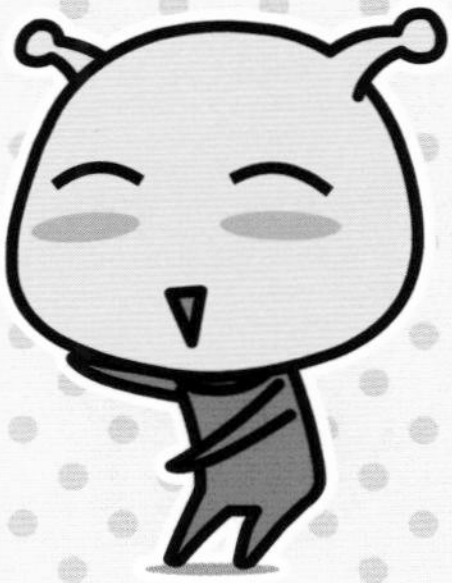

time   to do

memory

自我奖美

信悟G

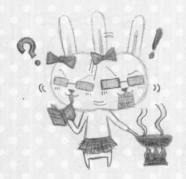

一周食谱
weekly menu

	早	中	下午茶	晚
Sun日				
Mon一				
Tue二				
Wed三				
Thur四				
Fri五				
Sat六				

所需食材 ....

....

....

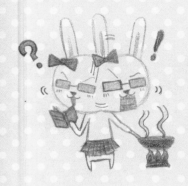

一周食谱
weekly menu

	早	中	下午茶	晚
Sun日				
Mon一				
Tue二				
Wed三				
Thur四				
Fri五				
Sat六				

所需食材 ....

....

....

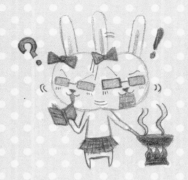

一周食谱
weekly menu

	早	中	下午茶	晚
Sun日				
Mon一				
Tue二				
Wed三				
Thur四				
Fri五				
Sat六				

所需食材

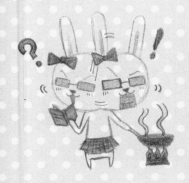

一周食谱
weekly menu

	早	中	下午茶	晚
Sun日				
Mon一				
Tue二				
Wed三				
Thur四				
Fri五				
Sat六				

所需食材

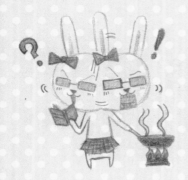

一周食谱
weekly menu

	早	中	下午茶	晚
Sun日				
Mon一				
Tue二				
Wed三				
Thur四				
Fri五				
Sat六				

所需食材

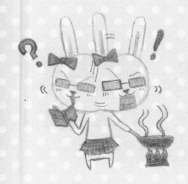

一周食谱
weekly menu

	早	中	下午茶	晚
Sun日				
Mon一				
Tue二				
Wed三				
Thur四				
Fri五				
Sat六				

所需食材

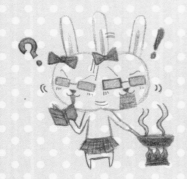

一周食谱
weekly menu

	早	中	下午茶	晚
Sun日				
Mon一				
Tue二				
Wed三				
Thur四				
Fri五				
Sat六				

所需食材

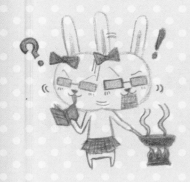

一周食谱
weekly menu

	早	中	下午茶	晚
Sun日				
Mon一				
Tue二				
Wed三				
Thur四				
Fri五				
Sat六				

所需食材 ....

....

....

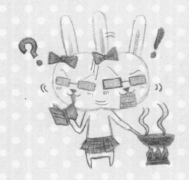

一周食谱
weekly menu

	早	中	下午茶	晚
Sun日				
Mon一				
Tue二				
Wed三				
Thur四				
Fri五				
Sat六				

所需食材 ....

....

....

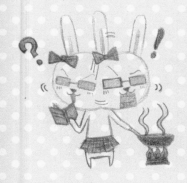

一周食谱
weekly menu

	早	中	下午茶	晚
Sun日				
Mon一				
Tue二				
Wed三				
Thur四				
Fri五				
Sat六				

所需食材 ....

....

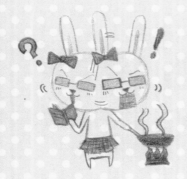

一周食谱
weekly menu

	早	中	下午茶	晚
Sun日				
Mon一				
Tue二				
Wed三				
Thur四				
Fri五				
Sat六				

所需食材 ....

....

....

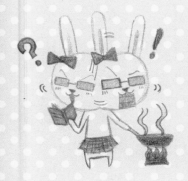

一周食谱
weekly menu

	早	中	下午茶	晚
Sun日				
Mon一				
Tue二				
Wed三				
Thur四				
Fri五				
Sat六				

所需食材 ....

....

....

史上最全的孕期囤货清单

孕妇补品篇：

叶酸（复合维生素——从孕前三个月吃到生后 6 个月）。我一直吃的医生孕期产检给开的爱乐维复合维生素，因为含铁导致便便是黑色的。

DHA 美赞臣，很多人推荐吃这个，但我觉得没有必要就一直没买。

贫血，FLORA 液体有机补铁剂。

补钙，迪巧咀嚼片。从孕中期开始会有腿抽筋的缺钙现象，首先要多喝牛奶晒太阳，但是也远达不到需要的量。医院开的迪巧，咀嚼片吃起来方便。

孕妇穿戴护肤篇：

怀孕了就知道，基本上以前的衣服都穿不了了，因此刚怀孕时就要准备好宽松的衣服，纯棉的衣物，鞋子也要准备好平底的，宽松的，因为后期可能会水肿，而且这个水肿是没有很有效的办法可以预防的。而且孕妇装的衣服、裤子甚至内裤设计都跟一般衣服不同，肚子的地方会考虑不要勒着，以及宽松为主。

孕妇内裤：从三四个月开始肚子迅速变大，原来的内衣裤都不合适了，可以一次多囤一些。

孕妇内衣：可一直穿到哺乳期结束，最好是纯棉的，准备三四件够了，最好选肩带宽的，有托的也要选那种软托的。单手能解开前扣最好。

罩杯一般选比孕前大一号的。

孕妇打底裤和运动裤：收了很多，薄厚都有，生完之后还一直当打底裤穿。

孕妇装：主要还是为了修饰身材，因为其实除此以外很难再有其他美起来的选择。

防妊娠纹霜：推荐美国帕尔玛氏的，成分天然，可可味的，闻起来很舒服，都想咬一口。一定要从怀孕后就开始抹！而且一定要注意皮肤缝隙里都照顾到，我没有擦到的地方全部都长纹了……产后还可以继续擦，帮助恢复身材。

孕妇枕：孕妈必备。肚子增大以后对腰的负担加大，会腰酸背痛到睡不着觉，这个枕头对肚子和腰有支撑，明显改善睡眠。分尺码的，要根据自己的身高来选。生后可以当哺乳枕用。缺点是太大，占半张床。

育儿书籍：推荐日本的育儿百科，跟字典一样可以按照年龄段索引，非常实用。还有人手一本的郑玉巧，孕晚期其实就可以开始看这些书了，看早了记不清，这个阶段做点心理准备和知识储备刚刚好。另外还有崔玉涛大神的书，以及西尔斯医生的母乳喂养和亲密育儿法相关书籍。多了也看不过来，就这几本足够。

体重秤：每天检测体重增长，特别到孕后期要控制体重。

孕妇鞋/月子鞋：推荐唐卡，柔软舒服还百搭，防滑（千万不能穿拖鞋），坐月子时也可以穿。

月子里的衣服最少4套：因为生完孩子身体虚，汗如雨下，宽松舒适的就好，最好有方便哺乳的设计，要纯棉的不然宝宝容易过敏。夏天建议买纱布的，比较凉快。

宽口的袜子：因为坐月子时不能光脚，宽口的袜子不勒脚脖子，穿着舒适。

防辐射服：这个比较鸡肋，看个人选择，我觉得买一个老人放心，家里一套公司一套，坐地铁公交别人一看你穿这个肯定给你让座的。另外我还买了个听筒接手机上防辐射，其实没多大用，就是装饰一下哈哈。

宝宝手工套装：主要也是买来丰富孕期生活，调节情绪，给期待的宝宝亲自做一套衣物，也算是一种纪念。不过针线什么的还是要小心一点。

胎心仪：这个不便宜用不了几次，我们也是借朋友的感受了下，不过超声波做多了不好，慎重。推荐一款能听宝宝心跳的 APP，My Baby's Beat，但 20 多周以后才能听到。

托腹带：孕后期用得上，肚子太大了，需要一些帮助，走路时也不会坠疼。

妈妈日记：可以用 APP 或者专门的妈妈日记记录下你的孕期生活。

一些宝宝玩具：吊铃、拨浪鼓、摇铃、安抚奶嘴、娃娃等这些宝宝生下来就能哄的玩具可以先备一些。

一个伪女权主义者的女性主义论

今天，当我们谈论女性主义的时候，我们在谈什么？前一阵在 ThinkTank 的私人跨界 party 上有幸结识了一位来自联合国妇女署的姑娘，彼此很有眼缘，我们只是第一次见面，却整整聊了将近四个小时，而且聊得非常深入，聊的过程中我突然意识到，对于很多我困惑的问题和情绪，其实是大多数女性面临的困扰，也是联合国妇女署一直以来在研究的课题。

她说，当下的女权主义这个词的含义其实已经被歪曲了，因而才会出现女性主义这个替代词，其实本质上的含义是一样的。所以，当我们讨论女权主义，大多数人的第一反应并非男女平等，而是认为女性想要反过来压倒男性，憎恶男性，主张母系社会，女性占上风成为社会的主导群体。而事实并非如此。

就这个问题，我本人也和我们寝室的姑娘们讨论过，中国现代社会，特别是在一二线城市，出现越来越多的剩女、单身主义女性、丁克族、女强人，这一现象与男女平等这个自古以来就存在的问题其实密不可分，不可否认，我们的社会允诺了男女平等，相比过去也确实有了长足的社会进步，然而，男女平等在当今社会甚至全球范围都并没有真真正正地实现。因此，越来越多的现代女性，接受了高等教育，在城市里独自打拼，经受生活的洗礼，变得越来越自我。她们中有些会发现，男性对于女性的意义和作用越来越小，很多女性觉得离开男性一样也能活得很好，甚至认为找另一半只会束缚自己，在自由与男性的权衡之后，她们最终选择了自由。

是否单身主义甚至改变性取向最终成为了实现男女平等的唯一途径？我们在讨论之后认为，人类如果最终都选择这条路，是违反自然法则的，肯定不是最佳途径。而最佳途径是什么呢？应该是社会、国家以及男性更多地关爱女性，更好地通过一些制度、法规以及系统来保护和关爱女性，只有这样，才能真的实现男女平等这一愿景。

联合国妇女署目前就发起了类似的活动，叫"HeForShe"，这一活动是由英国国民偶像赫敏的扮演者 Emma 最早提出的，正式号召全球男性共同关爱女性，并发起网上签名承诺，网址：http://www.heforshe.org/zh，请随手转发给你身边的男性朋友，并邀请他们参与吧。

每个社会赋予男性和女性的角色、任务和价值都不同，在中国，传统的价值观是男主外、女主内，男性主要承担了赚钱养家的对外的角色，而女性则主要承担照顾家庭孩子的对内的角色，在一二线的城市，女性甚至还要承担更多角色，除了照顾老公、老人和孩子，还要上班赚钱，甚至有的女性还在创业。然而人无完人，女性不是超人，人的时间和精力都是有限的，现代社会的压力压得女性喘不过气来，她们有太多角色和时间要去平衡，一旦平衡不好，女性还往往会产生严重的内疚感，陷入抑郁情绪。

不仅是女性，男性身上的压力也非常大，现代社会的激烈竞争，养家糊口的巨大开支。如果女性在生活上、事业上等各个方面能够得到男性的支持和帮助，能够得到男性的理解和关爱，那么她即使在职场上遭受了不平等的待遇，回到家得到老公的安慰，或者她在家里虽然做家务照顾孩子很辛苦很累，但老公会尽最大能力去帮助她分担，哪怕帮不了什么，但至少夫妻同心一起在面对生活中的困难，一样也能够化解一些负面情绪，让家庭更加和睦，家庭和睦了夫妻双方才能够在事业上全心投入，有所建树。

同样反过来，如果老公在外面工作受了委屈，回到家里老婆能够贴心的关怀，抚慰他的情绪，或者老公和老婆共同赚钱养家共同分担家务，但凡能够做到这样，老公的压力都会小很多。我一直以来的观点，都认为女性要有工作，要经济独立，虽然我明白有些女性对职场没有兴趣，只想做全职妈妈，我不认为所有女性都要拥有同样的价值观和生活理念。

除了争取男性对于女性的支持之外，女性自己也要自强不息，很多女性很早就开始规划自己的人生，还在上学的时候可能就已经把结婚生子的路线规划好了，每一段恋爱都是奔着结婚去，结婚了就着急怀孕生子，可能也不在乎到底自己有没有准备好，现阶段是否适合当一个好妈妈。

　　于是，为了完成这些世俗意义上的幸福的标准，放弃自我的追求，放弃学业的努力，放弃事业上的拼搏，把自己限定在舒适区里，不断往后退缩，直至退回到只剩下家庭那个小小的空间里。因为要考虑怀孕养身体，可能一年左右都不会在职场上多拼搏，更不用提怀孕这十个月，因为有小孩了，可能为了兼顾家庭不得不放弃工作，在家里做全职妈妈，或者即使是在职场工作，也无法全身心投入，而现代社会能为职场妈妈提供的精神上、物质上的支持几乎没有，更多存在的现象反而是不公平、排挤等等。且不说那些因为到了婚龄育龄而找不到工作的女性们的遭遇了。

　　即便你不是一名妈妈，只是一名普通的女性白领，也一样会遭遇职场上的男女不公。举个例子，同样精彩的演讲，如果一个是由一个风度翩翩的男性发表，下面的男性听众会为他喝彩，女性听众则为他倾倒；但如果是由一位同样职位的女性发表，情况则截然不同，男性听众会觉得她没有女人味，充满野心，如果要谈对象则对她兴趣全无，而女性听众则会在台下愤愤地妒骂。是的，这就是现实，不论是男性的普世观还是女性的普世观都已经固化，当女性在会议中发表看法时往往会被忽视或者打断，所以女性也更倾向于坐在会议室里的角落里不发表任何看法。

　　在中国，特别是南方，很多乡村镇上还保留着重男轻女的封建思想。对待女婴，提前引产、堕胎、遗弃等现象不断发生，无数无辜的生命还没有在这世上体会一天就匆忙离开人世，很多都是被亲生父母所杀害和遗弃的，丢弃在臭水沟、厕所里，她们不该遭受这样的待遇！还有无数无知的人们为了要个男孩，无视独生子女政策，成为超生游击队，让孩子成长在一个慌乱、贫困的环境里。

在印度，强奸、轮奸、奸杀等暴力事件层出不穷，在人们口中已经不是什么新鲜事了，但一旦发生了这样的事情，人们普遍认为，这是女性的错误，是因为她穿得太过于暴露、不够保守，才会引诱男性犯罪。公众不去追究真正违法之人的错误，反而去指责受害者，这是什么强盗逻辑？

然而，这样一种强盗逻辑，在印度却是合理的，社会在包庇暴徒，女子走在路上都会随时有被强奸和杀害的危险。我怀孕期间，别人问我想要男孩还是女孩，我都会毫不犹豫地回答男孩，并非我也是重男轻女，而是我深知一个女孩在这世上活得有多不易，我要对这个生命负责任，我希望他是快乐幸福地活在这世上，只看见这世上的一切美好，而女孩，要承担的风险太大太大，我无法想象。

最近把 Facebook CEO 桑德伯格那本著名的《向前一步》又翻出来看，里面的观念我非常认同，也是 Lean in ThinkTank 一直倡导的，包括我认为现代女性需要的不是专家式的说教、洗脑就能够真的幸福，更多的还是需要靠自己，拥有更多的沟通渠道，让她们交流、分享和彼此激励，在此过程中，她们会发现，原来自己遇到的问题别人也会遇到，原来自己并不孤单，互相给予对方支持和鼓励，就类似国外的 AA 互助小组。

杨澜在《向前一步》里的序最后一段这样写道："我认为真正的平等是，无论男人和女人，都拥有平等的机会获得个体自由从而得到全面的发展。终有一天，无论是女人还是男人，都可以做真正的自己，拥有自由的选择权，实现自己的潜能，创造出最大的自我价值。而这一天，就是男女共同的节日！"

再谈社会和国家对于女性的支持。其实从小我很幸运，生长在一个并没有性别歧视的家庭里，而从小到大由于成绩还不错，也并未对性别歧视这个问题有什么感触，直到上班以后我也都是一直在女性较多的广告公司工作，即使当时大学毕业找工作时被一些大国企的北京户口要求惊到，但其实心里也并未太在意，可以这么说，在怀孕之前，我对此社会问题并没有意识到，也没有多少感触。而生完孩子之后，我发现社会、职场和身边亲朋好友对于女性在当妈妈之后遇到的一系列困扰和问题并没有提供多少支持，基本上妈妈都在独自默默承受冲击和伤害。

有句玩笑说，生完孩子后，妈妈的世界整个变了，而爸爸的世界还是一如既往。是的，母乳室这都是我认为最最基本的配置，在很多公司都做不到，这么低的要求都无法达到，我无法想象和奢望社会和公司能够为女性做出什么改变。在这一问题上，我认为日本是一个做的相对来说比较好的国家，无论是在国家提供的制度保障也好，还是社会既成观念方面，都是一个值得借鉴和学习的很好的案例。

首先，日本女性在怀孕之后国家将会对其进行补贴，因为日本社会认为，全职妈妈也是一份工作，与其他工作无异，因此也应该受到同等待遇，发放工资才对，而且另一半的工资也会随之打到女性的账户上，如果双方离异，则男性要一直供养到女性找到新的结婚对象才行，而且补偿金通常都金额不菲。

去年，日本首相安倍晋三建议将女性的育儿假从目前的一年半提高到三年。不仅日本女性享受长时间假期，连日本男性也享受产假，日本政府于 2010 年正式倡导一种新型的家庭育儿方式，鼓励更多的男性成为"育儿爸爸"。当年 6 月，日本通过《育婴及家庭照料休假法》修订法案，进一步明确"育儿爸爸"们的育儿权利。根据该法案，有 3 岁以下孩子的男员工可以休较长时间的产假；雇主有义务缩减其日常上班时间至 6 小时，且无须加班。在日本厚生劳动省的支持下，一些民间组织成立"育儿爸爸"专业网站，为"育儿爸爸"们搭建交流与咨询的平台，并定期评选"育儿爸爸"之星作为成功案例宣传。此外，2011 年 3 月的日本大地震也使不少日本人重新认识家庭的意义，一些人表示要比以往更珍惜家人和亲情。日本男性纷纷认识到，自己的义务不仅仅是外出赚钱养家糊口，关键时刻能够陪伴在家人身边，能够给亲人提供一个强有力的支撑，也是男人有责任感、有爱心的一种表现。

今年很欣慰地看到，中国也提出了这一建议。为什么产假要这么长，并不是拍脑门出来的，而是有科学依据的，过去的产假如果是妈妈亲身经历过就知道，非常不合理。根据世界卫生组织、联合国儿童基金会倡导，宝宝一般至少要母乳喂养 6 个月以上，能达到 2 岁的则更佳。但联合国儿童基金会的最新报告显示，中国母乳喂养率只有28%。为什么？研究表示，产假时间太少是母乳喂养率下降的主要原因。产假时间太少导致无法维持母乳只是其中一个大问题，还有很多问题，比如妈妈身体的恢复，产后抑郁、产后气虚以及身体上的问题这些都不是短短几个月就能够恢复的。再比如，妈妈回归职场后往往会遇到非常严重的歧视以及排挤，遭遇很多不公平的待遇。

最关键的是，对于孩子来说，最关键的就是头三年，这是一个人一生中最关键的时期，决定其性格的养成，亲密关系的形成，未来很可能一生都会受此影响。根据发展心理学的理论，很多人在长大成人之后的一些思维模式、行为模式都与小时候的环境和事情分不开。这三年，宝宝不应该交给爷爷奶奶、姥姥姥爷或是育儿嫂任何一个人，而应该且只应该由自己的父母亲自抚养才对。

而日本社会的普世观，并没有忽视全职妈妈或全职爸爸的价值，尊重他们的劳动和付出，认为这是一件对社会有益的事情，而且日本的老人是没有退休一说的，这些老人们都活得很自我，从来不认为帮子女带孩子是应尽的义务，而不像中国的一些退休老人以带小孩来弥补生活的空虚，于是老人宠溺孩子的现象也无处不在，这对孩子的发展没有任何好处。因此，在日本的大街小巷，到处都能看见带着宝宝的年轻父母，他们不必担心有了孩子没有收入抚养而过早离开孩子回归职场，也不必担心因为要带孩子不回去上班面临被开除的风险，我不是要宣扬日本有多好，我自己本身在去日本之前也非常抗拒这个国家，然而当我去了之后，我印象中的一些偏见都有所改变。

男女平等，这是个亘古不变的社会问题，但我相信，在前人的努力下，我们的现世已经有了很长足的进步，至少这一观念已经得到了普遍的认同，但更多更多的问题还需要我们这一代人的努力。

Emma 在联合国发表的演讲最后问了两个问题：If not me, who? If not now, when?

我的答案：就在此身，就是此时。

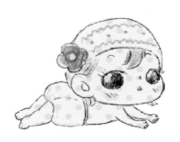

Part 3

孕晚期阶段

（8~10个月）

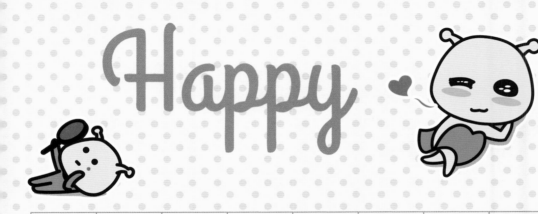

Memo	Monday	Tuesday	Wednesday	Thursday	Friday	Saturday	Sunday

_____年_____月_____日

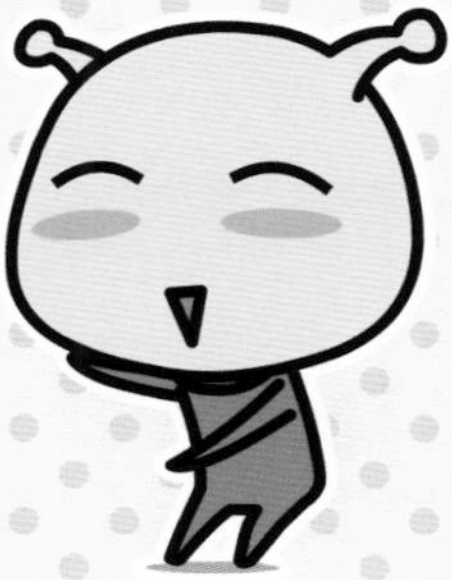

time   to do

memory

自我赞美

怀念区

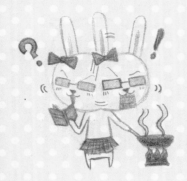

一周食谱
weekly menu

	早	中	下午茶	晚
Sun日				
Mon一				
Tue二				
Wed三				
Thur四				
Fri五				
Sat六				

所需食材 ....

....

....

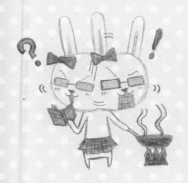

一周食谱
weekly menu

	早	中	下午茶	晚
Sun日				
Mon一				
Tue二				
Wed三				
Thur四				
Fri五				
Sat六				

所需食材

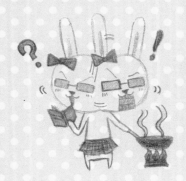

一周食谱
weekly menu

	早	中	下午茶	晚
Sun日				
Mon一				
Tue二				
Wed三				
Thur四				
Fri五				
Sat六				

所需食材 ....

....

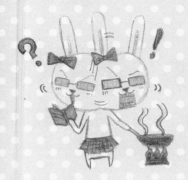

一周食谱
weekly menu

	早	中	下午茶	晚
Sun日				
Mon一				
Tue二				
Wed三				
Thur四				
Fri五				
Sat六				

所需食材

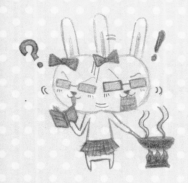

一周食谱
weekly menu

	早	中	下午茶	晚
Sun日				
Mon一				
Tue二				
Wed三				
Thur四				
Fri五				
Sat六				

所需食材

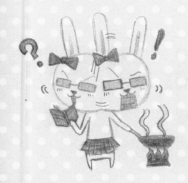

一周食谱
weekly menu

	早	中	下午茶	晚
Sun日				
Mon一				
Tue二				
Wed三				
Thur四				
Fri五				
Sat六				

所需食材

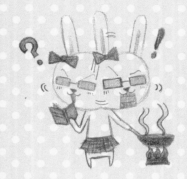

一周食谱
weekly menu

	早	中	下午茶	晚
Sun日				
Mon一				
Tue二				
Wed三				
Thur四				
Fri五				
Sat六				

所需食材

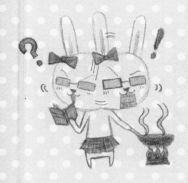

一周食谱
weekly menu

	早	中	下午茶	晚
Sun日				
Mon一				
Tue二				
Wed三				
Thur四				
Fri五				
Sat六				

所需食材

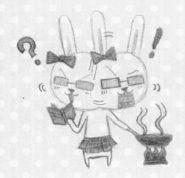

一周食谱
weekly menu

	早	中	下午茶	晚
Sun日				
Mon一				
Tue二				
Wed三				
Thur四				
Fri五				
Sat六				

所需食材

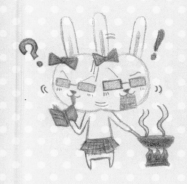

一周食谱
weekly menu

	早	中	下午茶	晚
Sun日				
Mon一				
Tue二				
Wed三				
Thur四				
Fri五				
Sat六				

所需食材

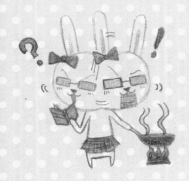

一周食谱
weekly menu

	早	中	下午茶	晚
Sun日				
Mon一				
Tue二				
Wed三				
Thur四				
Fri五				
Sat六				

所需食材

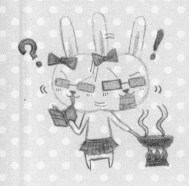

一周食谱
weekly menu

	早	中	下午茶	晚
Sun日				
Mon一				
Tue二				
Wed三				
Thur四				
Fri五				
Sat六				

所需食材

当妈妈，你准备好了吗？

——新妈妈的痛与怕

一直以来，我都非常抵触公开谈论婚姻和家庭类似的话题，因为一方面，我认为这是非常私人的话题，有些话说出来会伤害一些人。另一方面，我自己其实也不清楚我到底是如何看待的。无论是爱情，还是婚姻，其实都涉及亲密关系，而我相信我自己是有亲密关系障碍的，当然从心理学的角度来说，这些都是与童年和成长环境有一定联系的，爱情是什么？婚姻是什么？我不知道，我试图去搞清楚，但是我最多只能觉察到我自己的一些相关的情绪和感受，比如，七年之痒，比如婚姻是一座围城，等等。我曾在微信群里问，到底什么是婚姻？如何让婚姻幸福？没有人能够回答我，有人建议我去看一部电影，叫《消失的爱人》，于是我就去看了，结果电影也没有明确讲出来，到底爱情是什么，婚姻是什么，只是一些感受，比如，婚姻是一座牢，婚姻是相爱相杀。

所以啊，大概婚姻就是这样子，如人饮水，冷暖自知。或者老话说的，鞋子合不合脚，只有自己知道。

而我羞于启齿，跟人讨论这样的事情，因为它并非是令人愉悦的话题，在我的大脑里，它也并不是一件优先级别很高的事情，我一直逃避去思考这个话题，我总觉得我早已经过了那个可以为了爱情疯狂的年纪，我已经是一个有儿子的大妈，有什么资格来讨论爱情，而真正的婚姻生活，无非就是柴米油盐酱醋茶，有什么谈资呢。

　　大学毕业时我遇见了我现在的丈夫，稀里糊涂地在一起，结果在一起就是很多年，后来也就顺理成章结婚了。那个时候，爱情已经不再是我生命清单里优先级别最高的那项，而是成为倒数。我们的甜蜜期也很短暂，只持续了不到一个月就神奇地进入了平淡期。可能因为我们俩太像了，相似的成长环境，相似的家庭背景，甚至相似的感情经历。爱情就像转瞬即逝的激情，如烟花般绚烂而短暂，那是一种很神奇的东西，有部电影《女人不坏》介绍爱情的本质其实是费洛蒙，我觉得还挺贴切的，你们四目相对躺在一起，仿佛就能躺上一天，时间静止了，费洛蒙飘浮在空中。你体会到亲密的美好，那种类似母亲子宫内的安全感，和世界初始的美好感。我感到我所有的爱，情感都找到了出口。有位朋友跟我说过，女人在对待工作时非常理性和慎重，反而在对待感情和婚姻问题上经常头脑发热，感性冲动。我想在结婚这件事情上，我是缺乏经验和思考的，我完全不曾想过婚姻当中会遇到的那些头疼的问题，也无法想象，被对未来的憧憬冲昏了头脑。

　　如果说，爱情让人变傻，那么，婚姻或者说了有了孩子之后，让人变得复杂、现实、阴暗。我分享了《消失的爱人》观后感在朋友圈，评论里我最好的闺蜜留言说：我觉得我要是被逼到那份上，我也会做得出同样的事情。她的感受，我通通能够理解。那是一种只可意会不可言传的微妙感受，我不想说但我还是要说，等你结婚生子后就会明白了。也许有些人是幸运的那 1%，或者她足够阳光。

很多老话，有一句说，女人在生孩子以后就像重生，开启第二人生。老话都是对的。

怀孕是意外的，没有任何心理准备，也没有任何经验，靠着无知者无畏的天真以为，生完了之后兵来将挡水来土掩，船到桥头自然直，没有什么困难能打倒我。

生产持续了四天，羊水全部挤出来了，身上都是针孔，塞了两次软化宫颈的药，打了两次催产针，为了晚上能睡觉保持体力打了两次哌替啶，本身是漏斗形盆骨的我如果在其他医院都是绝对剖宫产的指标选择了顺产，结果由于第三产程太快导致下部撕裂，那种痛是你们无法想象的，我的意思是，根本就不在可以想象的范围内。然后我经历了严重的产后抑郁，我意识到了那是抑郁，但是我没有办法控制，我的家人们都没有意识到，我也不好意思告诉他们，这是什么。

那时候的我，拖着破碎的身体，因为照顾孩子和喂奶睡眠不足，承受产后恢复和喂奶的疼痛，我觉得自己就像一个被人用过的套套，踩在脚下。这是最真实的感受。

所有人的关注点都不在你身上，没有人在乎你的感受因为他们感受不到你所承受的。

生孩子之前我跟丈夫说，生完了我可不负责带娃，让你妈妈带吧。可是结果是，生完孩子之后我特别害怕别人抢走我的孩子，因为我从小就是爷爷奶奶带大的，我对我的父母感情比较淡薄。我一分钟都离不开我的孩子，我的情感诉求对象也变成了我的孩子，我不再需要我的丈夫。对于我而言，我的世界已经坍塌，可是他的世界却一如既往。

一旦你体会过一次，你的底线被打破，你会发现，你的三观会尽毁。体会过那种痛，你会不再害怕任何事物，甚至死亡。体会过那种夜里只有一个人照顾孩子的孤独，你会不再害怕任何黑夜。体会过在待产室里像母猪一样躺着，昏过去几次无人问津，你会失去廉耻心。体会过每天连轴转早上 7 点起上一天班后晚上回到家里还要带娃、哄睡宝宝后逼着自己从昏睡中清醒过来、半夜 12 点洗衣服洗碗收拾房间后打开课本复习考试到夜里 2 点，然后半夜无数次起夜、宝宝翻个身就醒来的生活，你会知道什么叫作累到只想哭，连矫情的时间都不曾有过。体会过在职场忍受白眼和冷落责备也要争取早点下班和按时挤奶、在公交上站着睡觉、回到家里还要继续被各种数落嫌弃，你觉得你已经尽最大努力了还是不能让公司和家庭满意，你会明白什么叫作对生活深深的无力感。体会过下班回到家里你拼尽全力看孩子坐着给宝宝讲故事都能睡着，然后丈夫在一边看手机看电脑，你会明白那种孤立无援和心灰意冷。体会过家人朋友不在身边无人倾诉，婆婆和丈夫站成统一战线，被强迫接受你不想接受的决定，你会明白什么是自由意志被剥夺，被人按着吃下一口苍蝇。

体会过每天早上起来腰像断了一样，手疼背疼头疼，你会明白比起心里的疼都算不了什么。体会过与宝宝短暂分离的痛苦和内疚，你会痛恨自己的无能。体会过这个世界的冷酷，你会发现内心深处那些隐藏的暗流。

很长一段时间我都生活在沉默里，我把内心封闭起来，面对生命的这些无常，我想我大概也只能选择认怂，就当自己掉进一个大坑里，自己慢慢爬上来吧。

但是我知道，没有人愿意将这些说出来，因为并不光彩，人们更倾向于靠近阳光，远离阴暗，当我一直像个祥林嫂抱怨和哭诉我的生活时，有些朋友因此也远离了我。尽管可能大部分妈妈都有同样的感受，但她们只会选择默默在心里承受，然后千百年继续这样下去。但我还是想记录下来，因为它们是真实存在过的记忆，存在，即有意义。

这也是为什么，我很想帮助更多妈妈提升幸福感。

手把手教你 DIY 待产包

一直想分享怎么准备待产包，待产包这个事情，说重要也重要，不重要却也必不可少。虽然很多电商网站上都有待产包卖，医院也会发，但其实真正到用的时候就会发现，还是会缺这个少那个，临时买难免手忙脚乱，也不一定买到合适的。所以提前准备待产包，一来丰富孕期生活，二来也提前想象和适应育儿生活。

准备之前首先回答这几个问题：

1. 什么时候开始准备？

这个问题见仁见智，不过建议提前 1~2 个月准备就好，很多情况会有变化，提前太早没有必要。

2. 需要准备什么？

① 喂养用品　② 洗护用品　③ 衣物　④ 寝具　⑤ 日用品

⑥ 外出用品　⑦ 玩具　⑧ 妈妈用品　⑨ 住院分娩包

待产包的准备

一、喂养用品

● **奶瓶（至少2个）**：生完宝宝后你无法预测自己采用哪种喂养方式，因此必须准备，而且有时候有的奶瓶是用来喂水，有的奶瓶是用来喂奶粉，我自己的经验是不要准备玻璃的，因为玻璃的虽然看起来比塑料的要干净一些，但实际上由于孩子太小，育儿生活又兵荒马乱，玻璃的是有几个就碎几个，而且建议半岁以前都不用买大容量的，160ml 的足够，宝宝吃不了那么多。月子里更是用不上奶瓶，一个小酒杯那么大的杯子给宝宝每次喝个 30~40ml 就够了，用小勺或者直接慢点喂都可以，以防乳头混淆。

推荐品牌：Bornfree/ 美德乐 /Comotomo

Bornfree 不用说了，口碑一直很好，主要是由于其防胀气的设计，相当实用，胀气对很多宝宝来说都是大问题，搞不好就会形成腹绞痛，整晚整晚的哭闹，大人小孩都受罪。160ml 和 260ml 的我都收了，而且其刻度设计和我家一直喝的爱他美搭配比例无缝连接。个人感觉 Bornfree 比较适合断奶以后用，瓶体设计抓握感很强，宽口径清洗也很方便。不同阶段的奶嘴匹配不同以防呛奶，还有变速奶嘴也可以选择。有时会配送清洗奶瓶刷和奶瓶把手（立刻变身宝宝水杯！）。

美德乐的奶瓶是买吸奶器送的，毕竟是做吸奶器起家，其优势是奶瓶和吸奶器完美匹配，平时作为储奶瓶吸完奶直接放冰箱，装上奶嘴就可以喂宝宝啦。奶嘴也设计得很好，考虑了母乳喂养的重要性，奶嘴特别有防乳头混淆设计，适合混合喂养时使用。

Comotomo 我一直用来给宝宝喝果汁喝水用，这是一个韩国品牌，硅胶的，非常 Q，超宽口径非常好清洗，重点是奶嘴设计也是防乳头混淆。宝宝抱着它就像抱着妈妈的乳房。

还有布朗博士也是身边妈妈们推荐的品牌，不过我自己没用过，就不作点评。

其他需要购买的配套产品：奶瓶套（1个，外出时可以用）、奶瓶刷（1个）、奶嘴刷（2个）、消毒锅（1台，奶瓶消毒工作非常非常重要！如果你不想每天烧十几遍开水煮奶瓶就买个消毒锅吧，推荐小白熊，性价比超高）、温奶器（同样推荐小白熊）、奶粉盒（人工喂养利用率较高，外出冲奶粉比较便捷卫生）。

● 安抚奶嘴（1~2个）：这个国外很多爸妈用，但我自己不怎么给宝宝用，因为知道宝宝有吸吮性需求，尽量都通过喂奶解决了，安抚奶嘴偶尔宝宝哭闹时用一用，最好经常消毒。

● 吸奶器（1套）：必须推荐美德乐电动吸奶器（丝韵），虽然贵点但是非常好用，而且还能帮助缓解涨奶，能帮很大忙，这个钱一点不能省，手动的使不上劲而且疼。

● 碗勺（1套）：虽然之前都是母乳喂养，但偶尔喂个药喂个水还是有用的。

● 实物研磨器（1套）：辅食添加必备，不用专门买电动辅食机，因为宝宝小时候吃不了多少，这东西占地方又不实用，就只能用几个月，辅食机打的食物也不细腻，清洗起来还超级麻烦。

● 奶粉（一小罐0段）：其实不需要特别准备婴儿奶粉，因为孕期会有大量机会得到各种品牌的样品，都是小罐装，比如美素佳儿、多美滋等等，而且月子里宝宝其实吃不了多少奶粉，差不多都够，除非妈妈无法进行母乳喂养。如果要自己准备，我自己一直给宝宝喝的是爱他美，也可以代购奶粉，但关键是一定要找一个可靠的代购方，最好是朋友，或者自己出国背回来，但这样就代价太高。有时候国外促销价格真的很便宜，不过需要多跑几家，可能对应段别的产品会断货。推荐德国品牌和奶源，其次是英国，最后是新西兰澳大利亚。德国一直以来把婴幼儿奶粉当作药品进行监管，而且德国人的严谨是世界闻名的，当然价格也要比英版同样品牌贵出许多。

二、洗护用品

● 小盆及毛巾（3个）：一个洗脸，一个洗屁股，一个洗衣服，最好拿签字笔在盆底标注。毛巾也是分开，洗脸的毛巾建议用棉纱的，屁股的毛巾可以选柔软一些的。

● 澡盆（1个）：比较推荐日康的和宜家的，日康的盆大底浅而且功能实用，宜家的盆底部有凸起防滑设计，建议宝宝半岁前可以在网上淘一个配套的十字沐浴床，推荐网面的，柔软也比较好清洗。

● 温度计（1个）：这个刚开始带娃没经验测一下比较靠谱，后面直接手感就可以。

● 大浴巾（2条）：一定要买全棉质地好的。推荐宜家的，但是用到一岁就发现不够大了。

● 小手帕（20~30条）：推荐纱布，可以给宝宝擦奶水，洗浴，擦脸，擦屁屁，妈妈乳房消毒，还可以做小枕巾。

● 沐浴液、洗头液（1套）：我们基本上不给宝宝用，偶尔1~2个星期用一次，推荐 Burt's bees 婴儿沐浴洗发二合一，无泪配方，气味也很好。夏天推荐宝宝金水，防止痱子和蚊虫叮咬。

● 润肤油（1 瓶）：给宝宝做抚触用的，当时就用的强生的，味道有点冲，用不了多少，一小瓶就够。

● 护臀霜（1 个）：这个非常有用，出了红屁屁一抹就好了。推荐贝亲，性价比高又好用。

● 爽身粉（1 个）：推荐强生的玉米爽身粉，千万不要用滑石粉的。基本上一小瓶就够了，用不了多久。

● 润肤霜（1 个）：很少擦，除非是湿疹或者冬天外出，推荐 Aveeno，性价比高，以及法国 Dexeryl 对于缓解湿疹效果显著。

三、衣物

● 小衣裤（这个不用买太多，医院发的就够了，还有一大堆亲朋好友会送，如果要准备推荐和尚服和包单）

● 袜子（2~3 双）

● 胎帽：医院会发，不用准备。主要是为了保护宝宝的囟门。

四、寝具

● 小床：当时给宝宝买的是宜家的实木婴儿床，买回来先在阳台上晾了一个多月，保证基本上没有甲醛气味后才使用，但是用的过程中发现，宜家的婴儿床虽然设计简单，但有个问题，就是不如一些国产设计的婴儿床实用，没有办法和大人睡的床进行无缝连接，这样导致晚上醒来照顾宝宝的时候会非常不方便，宝宝也会因为空间狭窄不舒服。还有的妈妈会买那种摇篮床，宝宝哭闹时轻轻摇一摇可以，但绝对不能大幅度摇晃，否则会对宝宝的大脑造成损伤。

● 蚊帐：买小床时同时配的，用的机会比较少，主要是不太透气，宝宝会害怕哭闹。

● 床围：等到宝宝可以手舞足蹈的时候，有了这个安全性就有了保障。在宜家买的三件套，其他还包括被套和床单。

● 被褥（2~3 条）：褥子被子是婆婆买的新鲜棉花手工弹的，特别柔软保暖。

● 防水隔尿垫（2~3 条）：宝宝越小越容易将床被尿湿，以及换尿不湿的时候经常会冷不丁来一发，把这个铺在身下，一个是卫生，再有尿湿的话方便清洗，用起来很方便。

● 包被：医院会发，小时候外出时用得上，还可以当小被子。

● 睡袋：这个大一点比较用得上，冬天和夏天各要买一个，冬天的睡袋注意领口不要太紧，类似衣服的睡袋比较适合大一些宝宝，小宝宝睡觉不太安稳，如果包在里面会不耐烦。夏天的睡袋可以是无袖款。原则是纯棉舒服，不憋屈，特别是手脚部分不勒。

● 小枕头：那些封建迷信说要睡硬枕头平头的观念我是坚决抵制，所以一直没给配枕头，宝爸从美国买了一个防止侧睡的枕头，据说也是纯棉的，但是由于宝宝的头是包进去的，每次睡一晚起来一头汗这个枕头就被抛弃了，一直用几条毛巾垫在一起当枕头，结果宝宝的头型不圆不扁，特别奇怪。半岁时入手一个荞麦枕头，特别好用，一直睡到现在。

● 凉席：夏天必备，还有一种套大人手臂上的，横抱宝宝时跟宝宝接触容易把宝宝热出一身汗，有了这个就好多了。

五、日用品

● 婴儿洗衣液：宝宝小时候用的多一些，比如没有尿湿或者沾了便便，就是出了点汗用一点点婴儿专用洗衣液就特别管用，既能祛除汗味，又能杀菌清洁，不过千万别多放，否则很难漂干净泡泡。另外机洗床单啊被罩时也可以用上。

● 婴儿洗衣皂：必备，宝宝的衣服还是手洗比较好，本来也没几件，又小，手洗一会就洗完了，洗衣皂有针对性，洗掉屎尿比较有效，推荐韩国保宁。婴儿洗衣机千万不要买，占地方又不实用。

● 纸尿裤：用量特别多，可以事先趁促销囤货，生之前就准备出两包新生儿码的，医院也会发，之后随时补货，我们用过好奇、帮宝适、妈咪宝贝、花王、雀氏，感觉性价比最高的是妈咪宝贝，质地柔软、价格公道还针对男女有别，好奇的白金装也特别好，价格比妈咪宝贝略微贵一点。帮宝适不太推荐，质地有点粗糙，而且会出红屁股。花王大王什么的就不用说了，贵有贵的道理。雀氏我们用的是纸尿片，宝宝大一点可以把尿用纸尿片比较方便。

● 湿纸巾：月子里超级需要，宝宝没出满月时每天的大便真是多的惊人，而且特别稀，纸巾这个时候必须准备。推荐妈咪宝贝和强生。

● 纱布、棉布尿布和尿布扣、尿布裤：有的老人比较偏爱，但是宝宝小时候用这个洗尿布真是世界上最痛苦最累的事情了，其实纸尿裤勤换点不用担心宝宝会被捂到。如果要准备尿布，推荐用大人穿过的纯棉T恤改，就是那种老头衫。

● 退热贴：宝宝发烧必备，物理退烧为先，推荐日本小林制药。

● 棉签、脱脂棉球、75％的消毒酒精：医院会发，一开始是给宝宝脐带消毒，之后宝宝发烧擦手心脚心等发热处也可以物理降温。

● 儿童衣架：必备，推荐宜家的木制儿童衣架，有些品牌如 Cater's 买衣服也会送，都可以留起来。

● 体温计：宝宝发烧必备，不同的温度处理方法也不一样，小宝宝如果不舒服，体温监护是很重要的。推荐买耳温枪，宝宝小不乱动还可以测量精准，但大了以后宝宝就不会这么老实了，而且水银温度计总觉得还是有些危险。

● 婴儿理发器：推荐易简，一个套装也不贵，安全又干净，而且超级傻瓜，男娃使用率也高。在国外更是必备。

● 指甲剪：必备，宝宝的指甲长得特别快，不及时修剪的话宝宝会挠出一脸血。推荐德国 NUK 的，针对宝宝设计，小巧好用还安全。

● 安全用品：非常非常必要！我很庆幸我买了很多，还有一些赠品也会送，例如安全插座、防撞角、安全门卡等，不怕一万，就怕万一。

六、外出用品

● 推车：建议宝宝半岁前买轮子大一些的，平躺摇篮式的（宝宝半岁前最好不要直立），抗震性较好，对宝宝的大脑保护较好，另外高一些的也避免宝宝吸太多尾气。不过家里如果没有电梯房还是算了，大车子几十斤重，每次扛出去累死了，还要顾孩子，根本不可能。伞车可以大一些买一个，主要是比较轻便和实用，有时候在外面喂食也可以用上。强烈推荐品牌 Babyruler，虽然是个国产品牌，但却一直给国外大牌做代工，良心品质，价格公道。好一点的推车上万，中档的我看身边用 Stroker 的很多，国产的好孩子也挺受欢迎。

● 婴儿背带：这是我买的最成功的一个产品，推荐韩国 I-angel，不会勒着孩子，腰凳品质也很好，透气性也很好。

● 汽车安全座椅：推荐 Britax，座位足够宽敞，而且柔软舒适，时尚好看。造型可爱，宝宝再也不害怕坐车车啦。

● 汽车贴：Baby in car 准备一个吧。

七、玩具

1. 床铃

床铃是我孕期闲来无事买了手工套装自己做的，不过一直没用上。感觉最好不要每次给宝宝盯着看太久。

2. 摇铃

宝宝小的时候各种摇铃最管用了。

3. 健身架

其实宝宝半岁前能玩的玩具挺少的，健身架对宝宝来说非常有吸引力，既能玩耍又能锻炼身体，一举两得。

4. 牙胶

法国苏菲小鹿和美国 Baby banana 香蕉牙胶，简直是每个小朋友的最爱。

5. 费雪小海马

会唱歌又萌萌的小海马，小朋友睡觉都喜欢！

6. 费雪爬行垫

材质舒服，宝宝可以在地上玩耍的同时教他／她认识小动物哟！

八、妈妈用品

● 哺乳衣以及哺乳文胸：哺乳衣 2~3 件，文胸至少准备十个，需要勤换，使用率极高，纯棉舒服为主，不用在乎形状。

● 防溢乳垫：需求量很大，先准备一盒吧，推荐美国 Lansinoh 品牌。不过这个很费，我后来都直接买的棉布的，用完就洗。

● 一次性内裤：我觉得没什么用，也就医院里用得比较多，产后恶露也可能用得上。

● 红糖：一包必备，产后十天内喝，十天后就必须停。

● 吸管杯：住院必备，生完宝宝后只能靠它喝水，喂奶带娃时也用得上。

● 卫生巾：需要大量囤货，很多妈妈推荐包大人和三洋，我自己是用的宝宝大号尿不湿，因此还被医院大夫笑话了，感觉又厚又不舒服，还过敏了。推荐德国 Facelle，便宜又轻薄，吸水量特别好，还长。

● 妈咪包：感觉没必要专门买一个，LV 的 Neverfall 这种大包包也蛮好，当妈也要潮。

九、住院分娩包

类别	用品	数量	说明
妈妈用品	开襟外衣	2套	天气热时出汗多，要准备棉质、轻薄透气的睡衣；较凉时要准备保暖、开襟外套，方便穿着避免着凉。
	内裤	6条	产后恶露多，需要随时更换，保持清洁卫生。不一定要买新的，但最好多带几条。
	产妇护理垫	10片	在最初的几天，剖腹产在手术前都要插导尿管，这时可用来隔恶露，保持床单干净。
	束腹带	1条	束腹带分顺产和剖腹产专用，使用时间也有点不同。如果担心买到不合适，可由医院提供，就是比较贵。
	拖鞋	2双	选择鞋底柔软、防滑的拖鞋；有亲人陪床的话，最好准备双人份。
	哺乳文胸	3件	可以选择前开式或吊带开口式的，方便给宝宝喂奶，准备够住院时替换即可。
	产妇卫生巾	25片	产后私处易受细菌感染，一定要保持干爽清洁；选用安全正规的产妇卫生巾，提前到正规商场去购买。
	骨盆矫正带	1条	骨盆矫正带与一般束缚带不同，它使用的位置较低，作用是适度对骨盆施加向内的压力，促进它尽快恢复。

续表

类别	用品	数量	说明
妈妈用品	洗漱用品	1套	牙刷、梳子、小镜子、脸盆、香皂、洗衣粉若干。毛巾要准备4~6块，分别用于擦洗身体不同部位。
	餐具	1套	饭盒、筷子、杯子、勺子，还有带弯头的吸管，产后不能起身时，可用吸管喝水、喝汤，很方便。
	妈妈食品	若干	可提前准备好红糖、巧克力等食品。巧克力可用于生产时增加体力，红糖是产后补血之用。
	出院衣服	1套	出院的时候可不是大肚子啦，所以应该准备一套适合出院当天穿的服装。
宝宝用品	新生儿衣服	3套	小哈衣3件，根据季节来选择衣服厚度；一般不用频繁更换，够住院时替换即可
	纸尿裤	30片	新生宝宝一天大概用8~10片新生儿码的纸尿裤，所以先准备3天的量；如果纸尿裤好用的话，再继续买。
	奶瓶刷	1个	要彻底清洁奶瓶，不能随便冲洗，可以选择海绵刷头的奶瓶刷，加上奶瓶清洁剂进行涮洗。
	抱被	2条	用于保暖；即使是夏天，宝宝睡觉也要遮盖小肚子，避免受凉导致肠道不适。
	玻璃奶瓶	2个	应准备两种不同容量的宽口径玻璃奶瓶；无论是母乳喂养还是奶粉喂养都会用得上。
	配方奶粉	1罐	虽然新生宝宝最好是喂母乳，考虑到有些妈妈开奶困难或奶水不足，最好也先准备一罐配方奶粉。

续表

类别	用品	数量	说明
其他用品	入院证件	1套	双方身份证、产检病历及围产卡、准生证、医保卡、生育保险凭证。
	手机和充电器	1台	有情况可以随时和家人联系，另外也需要看时间来记录阵痛、宫缩时间。
	纸笔	1套	可以随时记录阵痛时间及宝宝出生时间、每次大小便时间等，以便于更加科学合理地护理宝宝。
	银行卡和现金	足量	两者都需要准备，一定要带好现金，买点小东西的时候也方便。事先向医院了解清楚支付方式。
	相机或摄像机	1台	用于记录宝宝的出生及成长每一个重要过程，这样珍贵的经典时刻不能错过。
	电饭煲	1个	虽然医院都提供微波炉，但若有个小电饭煲，可以随时做些稀饭或加热汤水，消毒奶瓶和餐具都很方便。

我的顺产日记

3月10日早上6点31，我家小胖猪终于生出来了，因为产程长达四天，被冠以"小哪吒"的称号。

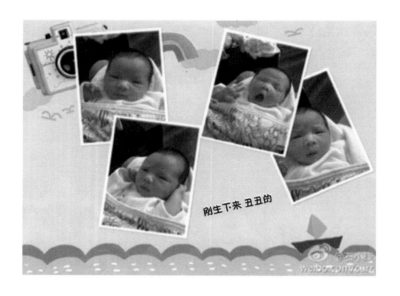

在顺产以前我在网上阅读了一些妈妈经验贴，对于完全懵懂的我有一定的帮助，起码我知道第三产程时应该怎么做，也缓解了一些紧张的心情，因此儿子出生之后第一件事情我就记录下我的顺产经历，也希望能对其他准妈妈有帮助～

3月7日早上1点55我正躺在床上看美剧，突然一下就感觉下面一股热流，我大喊，"完了完了我破水了！"，于是家人开始手忙脚乱地收拾去医院的东西，奔向北新妇了。

到了医院急诊，开了个条就进观察室了，一晚上跟尿裤子似的就没有停，宫缩也一直不规律，每隔一个小时就有人进来把手指捅进去做内检看开了几指，到了早上 5 点多，宫缩越来越弱，我被转移去了住院部。

到了病房，开始无数轮的量体温、测血压、听胎心、内检、打头孢，由于我宫缩太弱宫颈太硬，医院给开了软化宫颈的药塞进下面，过了一晚上宫缩越来越频繁，第二天医生说宫颈已经软化了，但是宫缩太弱，要打催产针，这里要说明下，催产针的药效特别猛，我的体质又对这种药特别敏感，打了一个小时我就已经开了 2 指了，结果就出事了，给我打催产针的是个下面医院来的实习护士，本来开了 2 指就可以上待产室，但她有点急于求成，想让我开 3 指了再上去，结果量加双倍加错了，超出了我的承受范围，疼得我想死的心都有了，然后下面就使劲，一个小时以后再看 2 指肿成 1 指了，小孩头还出了产瘤。这次经历彻底摧毁了我顺产的决心和信心，本来我产检时测盆骨就比正常人要小，只有 7.5，小孩的头又大，医生原本建议我剖，但我为了小孩能免疫力强，聪明，还是想试试自己生，寄期待于当时的产力。这事发生了之后我开始疯狂地想剖，羊水已经破了超过 24 个小时，有点危险了，但北新妇真是艺高人胆大，说要等到第二天早上破水 48 个小时以后再说剖不剖。已经过了 2 天，宫缩一直疼，医院怕我休息不好没力气生给我打了哌替啶，可是打完我反倒兴奋了……第二天早上醒来，医院又说 48 个小时超过了也没事，丈夫给我做了几个小时的思想工作，我终于同意再打一次催产针，这次丈夫一直陪着帮我调整呼吸，我也试着自我催眠，终于开了2指，送到待产室，谁知道更大的噩梦来了……

到了大待产室，里面躺着好几个孕妇哇哇乱叫，到处都是血和羊水，家属不让进，进了这里基本属于叫天天不应叫地地不灵。我之前跟朋友打听过，北新妇开三指可以打无痛分娩，我本来就是怕痛的体质，2指开到3指实在是难以忍受，就像有一双手在你的子宫里不停地使劲挠，我求遍了所有的医生护士，还是没有人理我，我疼到直接把催产针从手上扯了，身体里的羊水基本上都挤出来了，已经筋疲力尽了，这才有人同意给我开单子打无痛，但有风险需要家属签字，麻醉师骗我说找了两次我老公都不在，然后就消失了，一个半小时以后才出现，这个时候我已经自己开到3指了。这一个半小时是我人生中最无望最痛苦的时间，中间昏过去几次，失去意识，又疼醒。

打完无痛我就轻松了，开始像条流浪狗一样狂吃补充能量，顾不上身上脸上弄得到处都是，为生产做准备。3点多，开到5指，又打了针哌替啶，睡到5点多，我被一阵强烈的便意给憋醒了，实际上是小孩的头在撞击，找了几次医生都说有更严重的病人在生产，顾不上我，老公让我憋着，实际上我觉得当时不应该往死里憋着，因为这样是生不下来的，我就憋了一小会儿，宫颈就损伤了……后来医生来了，说我已经十指全开了，准备生了。本来打了无痛开到7指就得停了，靠自己的宫缩生，但由于时间紧迫，来不及撤掉无痛就要直接第三产程，结果我就直接带着无痛生了，按着医生教的方式呼吸和用力，大概半个多小时吧，哪吒呱呱坠地了。我感觉特别像便便，然后神奇的是我也没有侧切，就是外阴撕裂了一点，据说北新妇侧切这方面管理很严格，必须病人签字才行。接着就是缝针、刮宫（由于我的胎盘拿不出来）。至此，我终于结束了此生难以想象的最痛的四天。

事后我听病房人说才知道，像我这种漏斗型骨盆是剖宫产的指标，除了北新妇，其他医院基本都是见一个剖一个，我还真是无知者无畏，所以要想顺产，抱着赴死的决心和信心也很重要。

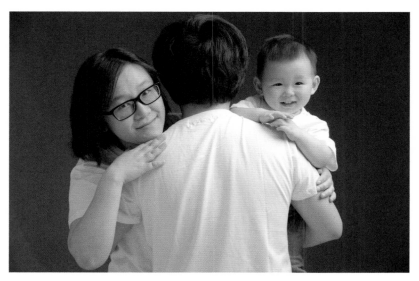

▲ "我想成为一个有趣、自由、独立的新妈妈。"

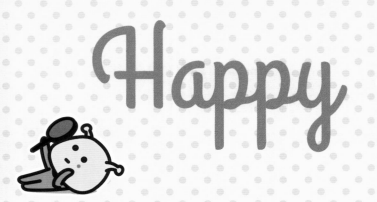
Happy
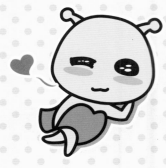

Memo	Monday	Tuesday	Wednesday	Thursday	Friday	Saturday	Sunday

_____年_____月_____日

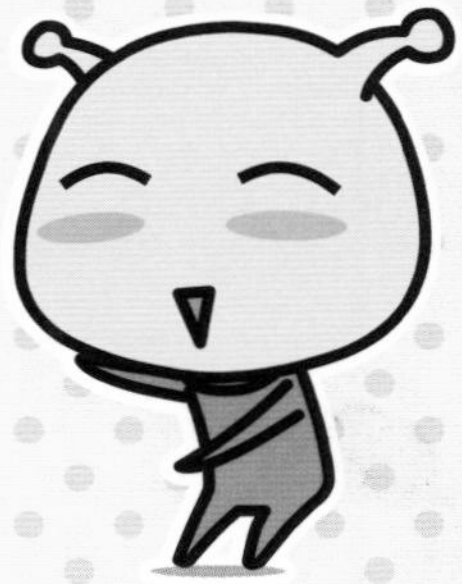

time   to do

memory

自我赞美

吐槽区

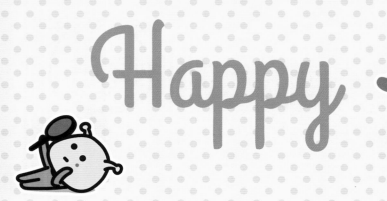 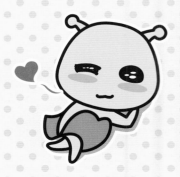

Happy

Memo	Monday	Tuesday	Wednesday	Thursday	Friday	Saturday	Sunday

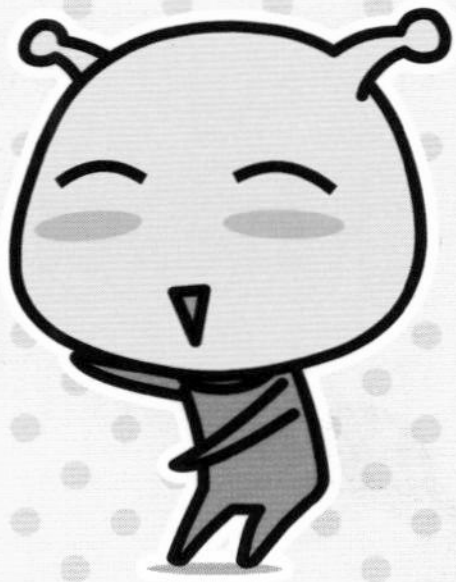

_____年_____月_____日

time   to do

memory

自我赞美

心愿

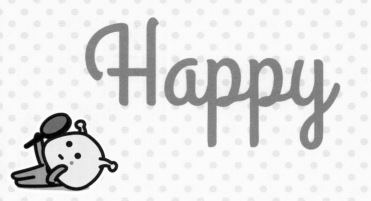
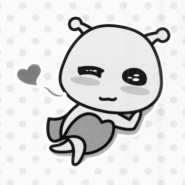

Happy

Memo	Monday	Tuesday	Wednesday	Thursday	Friday	Saturday	Sunday

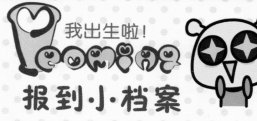

我出生啦！

报到·小·档案

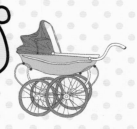

新闻发布：

（　）决定我大名叫（　），寓意：＿＿＿＿＿

（　）决定我乳名叫（　），寓意：＿＿＿＿＿

我长得最像：

我见到的第一位熟悉人（亲人外第一个探望的人）

是：

当天世界要闻或其它特殊的事

天气（或天象）：

出生地点：　　　医院：

出生日期：公元　年月日　时分秒

星期：

农历：　　年月日

我是这样来到世界上的：

出生情况：　顺产　手术产　剖腹产　其他

主管医生：　　护士：

我和妈妈在医院里呆了　　天

我的基本情况：

身长：　厘米　体重：　千克

头围：　厘米　胸围：　厘米

属相：　血型：　星座：

Apgar（阿普伽指数）：　分

免疫接种情况：

出生时爸爸年龄：　　妈妈年龄：

NEWBORN BABY VACCINE REMINDER
新生儿宝宝疫苗提醒

适合接种年龄	接种疫苗种类	说明
出生24小时内	乙肝免疫球蛋白	一剂
出生满24小时以后	卡介苗	一剂
出生满3~5天	乙肝疫苗	第一剂
出生1个月	乙肝疫苗	第二剂
出生2个月	白喉、百日咳、破伤风混合疫苗	第一剂
	或（自费）新型三合一疫苗	第一剂
	或（自费）五合一疫苗	第一剂
	或（自费）B型流行性感冒嗜血杆菌疫苗	第一剂
	小儿麻痹口服疫苗	第一剂
出生满4个月	白喉、百日咳、破伤风混合疫苗	第二剂
	或（自费）新型三合一疫苗	第二剂
	或（自费）五合一疫苗	第二剂
	或（自费）B型流行性感冒嗜血杆菌疫苗	第二剂
	小儿麻痹口服疫苗	第二剂
出生满6个月	乙肝疫苗	第三剂
	白喉、百日咳、破伤风混合疫苗	第三剂
	或（自费）新型三合一疫苗	第三剂
	或（自费）五合一疫苗	第三剂
	（自费）小儿流感疫苗	一剂
出生满9个月	麻疹疫苗	一剂
出生满1岁	（自费）水痘疫苗	一剂
出生满1岁3个月	麻疹、腮腺炎、风疹混合疫苗	一剂
	或（自费）B型流行性感冒嗜血杆菌疫苗	第三剂
出生满1岁6个月	白喉、百日咳、破伤风混合疫苗	追加
	小儿麻痹口服疫苗	追加
	或（自费）新型三合一疫苗	追加
	（自费）甲肝疫苗	第一剂
	或（自费）五合一疫苗	第四剂
出生满2岁	（自费）肺炎双球菌疫苗	一剂
	（自费）甲肝疫苗	第二剂
小学一年级	破伤风、减量白喉混合疫苗	追加
	小儿麻痹口服疫苗	追加
	卡介苗疤痕普查	无疤或疤痕过小且测验阴性者补种

宝贝出生第1个月
生活记录表

Baby's
Life

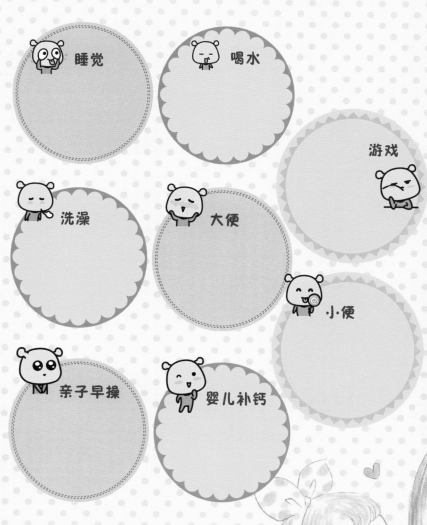

睡觉

喝水

游戏

洗澡

大便

小便

亲子早操

婴儿补钙

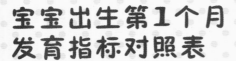

宝宝出生第1个月
发育指标对照表

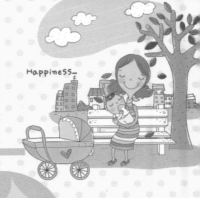

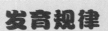

发育规律

体重：新生儿体重平均每天可增加30~40克，
　　　平均每周可增加200~300克。
　　　一个月内体重增加平均1000克。
身高：满月前后平均增加3~5厘米。
头围：满月前后增长2~3厘米。
前卤：新生儿前卤门的斜径平均是2.5厘米。小于1厘米，
　　　或大于3厘米就应引起重视。

体格标准

体重：新生儿诞生时平均体重为3~3.3千克。
身长：新生儿诞生时的平均身长为50厘米，男、女婴
　　　有0.2~0.5厘米的差别。
　　　出生时的身高与遗传关系不大。
头围：新生儿诞生时平均头围在33~35厘米之间。

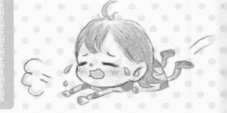

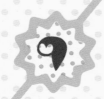

本月宝宝
技能发展记录

● **摩罗反射**

当婴儿的头部突然移动，或因某种原因吃惊时，他的反应是手脚张开，颈部伸直，然后快速将手臂抱在一起，开始大哭。（　）

● **踏步反射**

用手臂托着他，让他的足底接触一个平面，他会将一只脚放在另一只前面，好像在走步。（　）

● **觅食反射**

在你轻轻叩击他的腮或口唇时，他会将头转向你的手，这有助于吃奶时寻找乳头。（　）

● **强直性颈反射**

头转向一侧时，这一侧手臂伸直，另一侧弯曲。（　）

● **掌握反射**

叩击婴儿手掌时，他会立即握住你的手指。（　）

● **足握反射**

叩击他的足底时，他的足底屈曲，脚趾收紧。（　）

宝宝爱睡觉

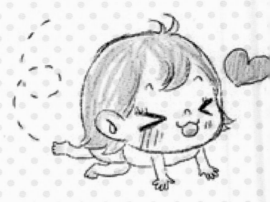

为了促进宝宝身心的生长发育，一定要保证宝宝的睡眠时间。

新生儿一般情况每天要睡20小时哦！

新生儿疫苗接种情况

接种时间	接种疫苗	次数	可预防的传染病	宝宝接种情况
出生时	乙肝疫苗	第一次	乙型病毒肝炎	
	卡介苗	第一次	结核病	
一月龄	乙肝疫苗	第二次	乙型病毒肝炎	

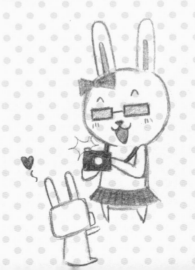

满月记实
one month's old

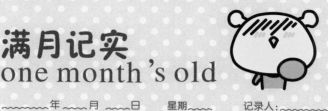

～～～年～～月～～日　　星期～～～　　记录人：～～～～～

我努力吃，拼命睡，睡呀睡呀，终于长大了，不信？请看：

身高：～～～～厘米　　满月长高：～～～～厘米

体重：～～～～千克　　满月增重：～～～～千克

头围：～～厘米　　　胸围：～～～厘米

宝 宝 小 情 报

睡眠：白天睡～～～～小时　夜里睡～～～～小时

夜里哭闹：♡ 无　♡ 有

妈妈评价我这一段的表现：

爸爸评价我这一段的表现：

宝 宝 的 秘 密

我认识妈妈了，表现为：

最安静的时刻：

最喜欢听（　）声音

宝宝对（　）笑得最甜

最不想做的事情是：

母乳喂养：♡ 够吃　♡ 不够　♡ 无

混合喂养：喂奶：一日～～～～次，共～～～～毫升

其他：

预防接种情况：

评 比 最 佳 人 物

处理"臭臭"最佳清洁员：

给宝宝洗澡最佳保洁员：

喂妈妈的最佳厨师：

最佳睡觉大师：当然非宝宝莫属了！

宝宝满月照

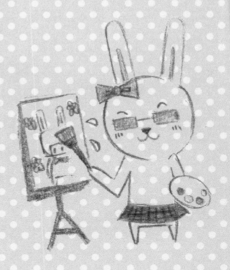

2

宝贝出生第2个月
生活记录表

Baby's life

 喝水

 睡眠

喂奶

 游戏

 洗澡

 大便

 婴儿补钙

 亲子早操

 小便

健—康—档—案

宝宝爱睡觉

为了促进宝宝身心的生长发育，一定要保证宝宝的睡眠时间。一般来说，这个阶段的婴儿每天需要14~15小时的睡眠。

体检记录

疾病记录

患病时间：   主治医生：

起因：

症状：

服药打针情况：

痊愈时间：   医嘱：

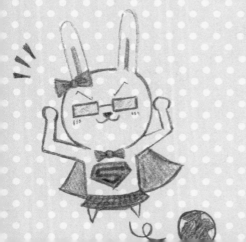

本月宝宝技能
发展记录

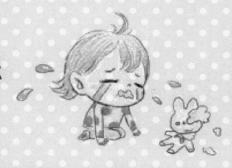

视觉：能分辨鲜艳的颜色，会盯着清晰的东西看，会用眼睛追随走来走去的人。

听觉：能分辨妈妈说话的语气，头会转向声音发出的地方。

嗅觉：对难闻的气味会逃避。

味觉：对难吃的味道表示拒绝。

认知：宝宝发现了一件好玩的玩具，那就是他的小手。

心理：会有意识地笑，开心或逗弄，宝宝会笑。

动作：宝宝仰卧时，大人稍拉其手，身体可以自己稍用力。宝宝的双手从握拳姿势逐渐松开。

语言：高兴时会发出"啊、呜"的声音。

疫苗接种情况

接种时间	接种疫苗	次数	可预防的传染病	宝宝接种情况
二月龄	脊灰疫苗（口服糖丸）	第一次	小儿麻痹	

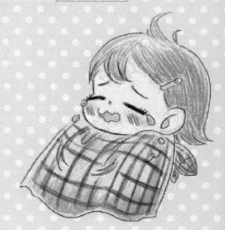

宝宝出生第2个月发育指标参考

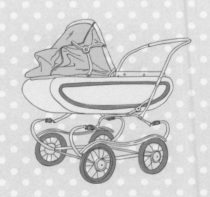

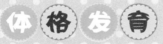

体重： 男婴体重平均为5.60千克左右。正常范围：4.3~7.1千克。

女婴体重平均为5.1千克左右，正常范围：3.9~6.6千克。

身长： 男婴身高平均为58.5厘米左右。正常范围：54.4~62.4厘米。

女婴身高平均为56.8厘米左右，正常范围：53~61.1厘米。

头围： 男婴头围平均为39.6厘米左右，女婴头围平均为38.6厘米左右。

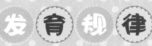

体重： 平均每周可增长200~300克。一月平均可增加500~1000克。

身高： 一个月可长3~4厘米。

前囟： 对边连线是1.5~2.0厘米左右，如果不大于3.0厘米不小于1.0厘米都正常。

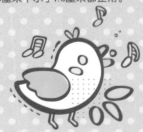

3

宝贝出生第3个月
生活记录表

Baby's Life

喝水

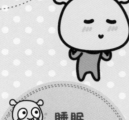
睡眠

喂奶

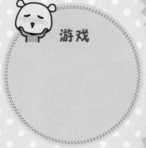
游戏

洗澡

大便

婴儿补钙

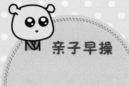
亲子早操

小便

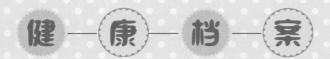

宝宝爱睡觉

为了促进宝宝身心的生长发育，一定要保证宝宝的睡眠时间。一般来说，这个阶段的婴儿每天需要14~15小时的睡眠。

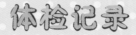

疾病记录

患病时间：　　　　　　　　　主治医生：

起因：

症状：

服药打针情况：

痊愈时间：　　　　　　　　　医嘱：

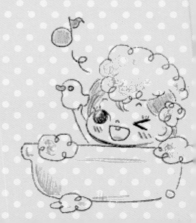

俯卧时可用前额撑起，可以自己从仰卧转为侧卧。（　）

自己的两只小手已经能相抱，抓握能长达30秒。（　）

能大声地发出类似元音字母的声音，有时还会长声尖叫。（　）

对红色/橙色敏感，仰卧时两眼会跟踪走动的人。（　）

能区分大人的讲话声，听到妈妈的声音会很高兴。（　）

大人伸出大拇指或食指，宝宝会抓握。（　）

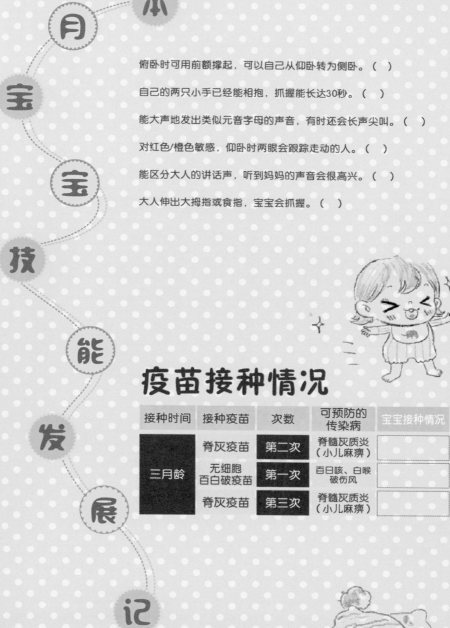

疫苗接种情况

接种时间	接种疫苗	次数	可预防的传染病	宝宝接种情况
三月龄	脊灰疫苗	第二次	脊髓灰质炎（小儿麻痹）	
	无细胞百白破疫苗	第一次	百日咳、白喉破伤风	
	脊灰疫苗	第三次	脊髓灰质炎（小儿麻痹）	

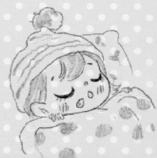

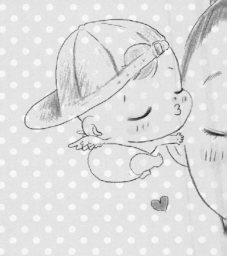

宝宝出生第3个月
发育指标参考

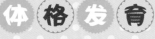

体重： 男婴体重平均为6.4千克左右。正常范围：5.0~8.0千克。

女婴体重平均为5.8千克左右，正常范围：4.5~7.5千克。

身长： 男婴身高平均为61.4厘米左右。正常范围：57.3~65.5厘米。

女婴身高平均为59.8厘米左右，正常范围：55.6~64.0厘米。

头围： 男婴头围平均为40.8厘米左右，女婴头围平均为39.8厘米左右。

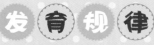

体重： 平均每周可增长0.9~1.25千克。这个月应该是婴儿体重增长比较迅速的
一个月。平均每天可增长40克，一周可增长250克左右。

身高： 这个月宝宝的身高可增长3.5厘米左右。

头围： 可增长约1.9厘米。

前卤： 前卤和一个月的婴儿没有多大变化。卤门处没有颅骨，要注意保护。

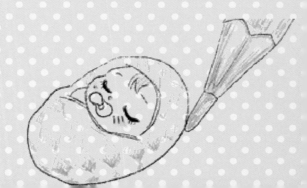

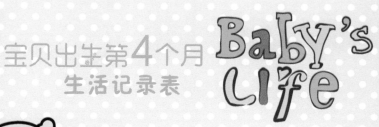

4 宝贝出生第4个月
生活记录表

Baby's Life

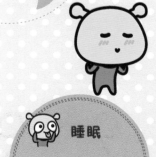

睡眠

喝水

喂奶

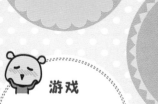

游戏

洗澡

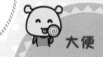

大便

婴儿补钙

亲子早操

小便

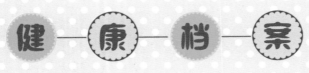 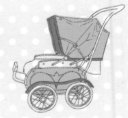

健—康—档—案

宝宝爱睡觉

为了促进宝宝身心的生长发育，一定要保证宝宝的睡眠时间。一般来说，这个阶段的婴儿
每天需要14~15小时的睡眠。

体检记录

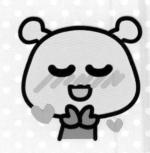

疾病记录

患病时间：   主治医生：

起因：

症状：

服药打针情况：

痊愈时间：   医嘱：

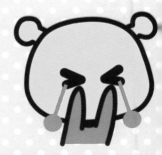

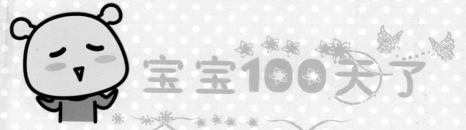

宝宝100天了

Baby is 100 days' old now

～～～～年～～～～月～～～～日　　　　星期：～～～～　记录人：～～～～～

快来看，大本营的宝宝已经100天了！
小宝宝又神气了不少，有新发现了吧？

身高：～～～～　厘米　　体重：～～～～　千克

头部：～～～～　厘米　　胸围：～～～～　厘米

宝宝小情报：

锻炼情况：

预防接种情况：

我的变化：

喜欢的玩具：

最喜欢听的摇篮曲：

最喜欢看的：

最不喜欢的：

妈妈评价我这一段的表现：

爸爸评价我这一段的表现：

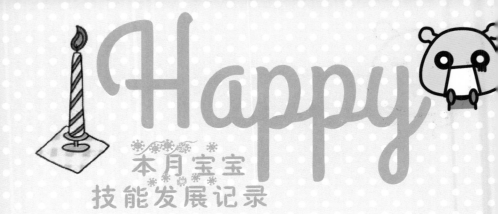

本月宝宝
技能发展记录

俯卧位两手支撑可以抬起全身。（ ）

能靠坐10~15分钟，头直立、平稳、背挺直，能昂头与平面呈90度。（ ）

喜欢与大人对话并且能够自言自语。（ ）

能喊叫也能轻语，大声笑，发出平稳哭泣声，能对音调进行模仿。（ ）

对语言中表达的感情已很敏感，能出现不同反应。（ ）

会主动伸手抓住逗引他的东西。（ ）

想把所有东西放到嘴里。（ ）

数量不多的物品的数量变化能够吸引他的注意。（ ）

疫苗接种情况

接种时间	四月龄
接种疫苗	无细胞百白破疫苗

次数	第二次
可预防的传染病	百日咳、白喉、破伤风

宝宝接种情况

5

宝贝出生第5个月
生活记录表

Baby's Life

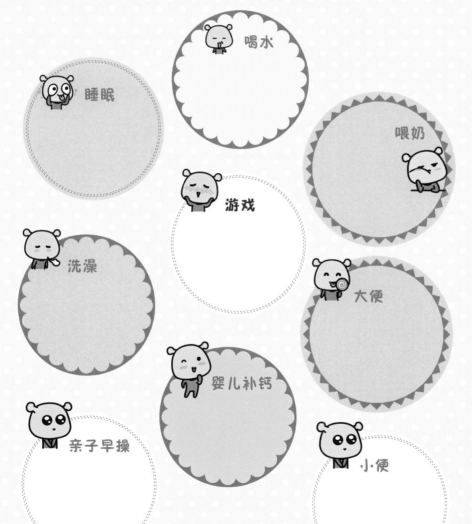

喝水

睡眠

喂奶

游戏

洗澡

大便

婴儿补钙

亲子早操

小便

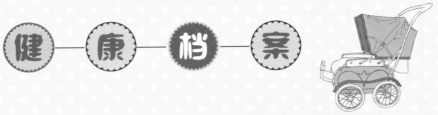

健康档案

宝宝爱睡觉

为了促进宝宝身心的生长发育，一定要保证宝宝的睡眠时间。一般来说，这个阶段的婴儿每天需要14~15小时的睡眠。

体检记录

疾病记录

患病时间：　　　　　　　　　主治医生：

起因：

症状：

服药打针情况：

痊愈时间：　　　　　　　　　医嘱：

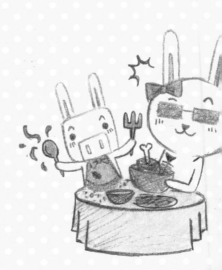

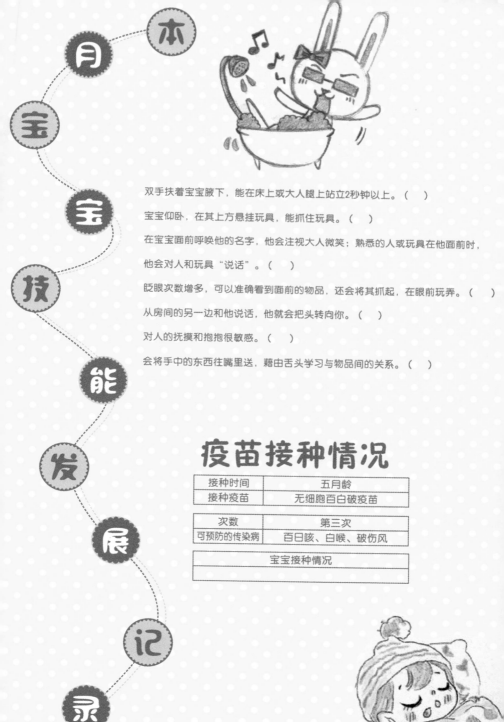

双手扶着宝宝腋下，能在床上或大人腿上站立2秒钟以上。（　　）

宝宝仰卧，在其上方悬挂玩具，能抓住玩具。（　　）

在宝宝面前呼唤他的名字，他会注视大人微笑；熟悉的人或玩具在他面前时，

他会对人和玩具"说话"。（　　）

眨眼次数增多，可以准确看到面前的物品，还会将其抓起，在眼前玩弄。（　　）

从房间的另一边和他说话，他就会把头转向你。（　　）

对人的抚摸和抱抱很敏感。（　　）

会将手中的东西往嘴里送，藉由舌头学习与物品间的关系。（　　）

疫苗接种情况

接种时间	五月龄
接种疫苗	无细胞百白破疫苗

次数	第三次
可预防的传染病	百日咳、白喉、破伤风

宝宝接种情况	

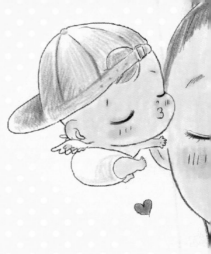

宝宝出生第5个月
发育指标参考

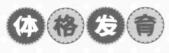

体重：满4个月时男婴体重4.7~8.5千克；女婴体重4.5~7.7千克。

身长：男婴身长58.3~69.1厘米；女婴身长56.9~67.1厘米。

头围：男婴头围平均为43.0厘米左右，正常范围40.6~45.4厘米。

　　　女婴头围平均为42.1厘米左右，正常范围39.7~44.5厘米。

体重：从第4个月开始，体重平均每月增加0.45~0.75千克。

身高：这个月宝宝身高平均可长2厘米。

头围：从这个月开始，头围增长速度也开始放缓，平均每月可增长1.0厘米。

卤门：这个月宝宝的卤门可能会有所减小，也可能没有什么变化。

6

宝贝出生第**6**个月
生活记录表

Baby's Life

喝水

 睡眠

 喂奶

 游戏

 洗澡

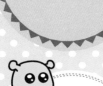 大便

 婴儿补钙

亲子早操

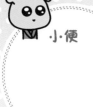 小便

healthy 健康档案

宝宝爱睡觉

为了促进宝宝身心的生长发育，一定要保证宝宝的睡眠时间。一般来说，这个阶段的婴儿每天需要14~15小时的睡眠。

体检记录

疾病记录

患病时间：   主治医生：

起因：

症状：

服药打针情况：

痊愈时间：   医嘱：

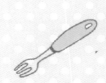
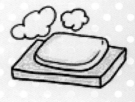

本月宝宝技能发展记录

能够肚子贴在地上爬，伸手够东西。（　　）

不经意间会发出一些不很清晰的语音，会无意识地叫"mama"、"baba"。（　　）

能够自由转头，视野扩大了，视觉灵敏度已接近成人水平。（　　）

听到声音时，能咿咿呀呀地回应，对音量的变化有反应。（　　）

能在镜子中发现自己，并与这个新伙伴聊天。（　　）

会很快发现一些物品。（　　）

喜欢和爸爸妈妈以及看护他的亲人的接触。陌生人和宝宝互动，宝宝明显不喜欢。（　　）

能区分两个单一物体的大小。（　　）

已有比较复杂的情绪了，高兴时会笑，不称心时会发脾气，父母离开时会害怕、恐惧。（　　）

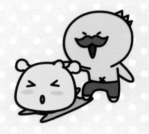

疫苗接种情况

接种时间	接种疫苗	次数	可预防的传染病	宝宝接种情况
六月龄	乙肝疫苗	第二次	乙型病毒性肝炎	
	流脑疫苗	第一次	流行性脑脊髓膜炎	

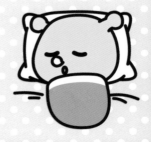

宝宝出生第6个月发育指标参考

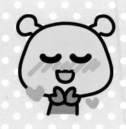

体重：满5个月时男婴体重5.3~9.2千克；女婴体重5.0~8.4千克。

身长：男婴身长60.5~71.3厘米；女婴身长58.9~69.3厘米。

头围：男宝宝平均为43.9厘米；女宝宝平均为42.9厘米。

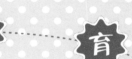

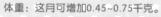

体重：这月可增加0.45~0.75千克。

身高：这个月宝宝身高平均可长2厘米。

头围：这月可增长1.0厘米。

卤门：前卤门尚未闭合，大小约0.5~1.5厘米。

牙齿：有的宝宝这月开始长牙。

6个月纪实

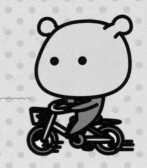

~~~~年~~~~月~~~~日　星期~~~~　　记录人:~~~~

宝宝6个月了，看看，是不是变化更多了。

身高:~~~~~~厘米　　体重:~~~~~千克

头围:~~~~~~厘米　　胸围:~~~~~厘米

第~~~~月　~~~~~天长出第一颗牙

宝 宝 小 情 报

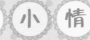

个性特点（与众不同之处）:

常听乐曲:

常听儿歌:

最感兴趣:

喜欢的玩具:

户外活动:

好奇的事情:

预防接种情况:

常规检查:

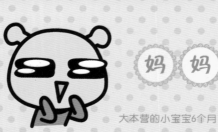

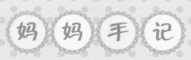

妈妈手记

大本营的小宝宝6个月了，妈妈来写写心得，表扬一下宝宝，

当然也要挑一挑他（她）的缺点啦，有没有哭，有没有闹，

有没有不乖，生病过？至少尿床好像有点不太乖吧？

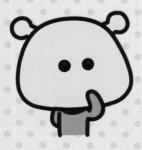

7

宝贝出生第7个月
生活记录表

Baby's Life

 喝水

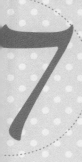 睡眠

 喂奶

 游戏

 洗澡

 大便

 婴儿补钙

 亲子早操

 小便

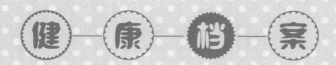

健康档案

宝宝爱睡觉

为了促进宝宝身心的生长发育，一定要保证宝宝的睡眠时间。一般来说，这个阶段的婴儿每天需要14~15小时的睡眠。

体检记录

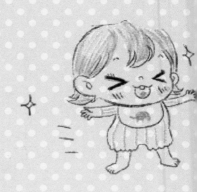

疾病记录

患病时间：　　　　　　　　主治医生：

起因：

症状：

服药打针情况：

痊愈时间：　　　　　　　　医嘱：

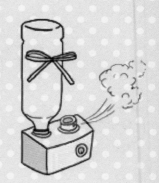

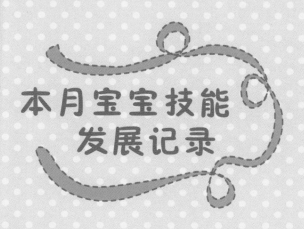

本月宝宝技能发展记录

抓物更准确，会自主选择了。（　）

能独坐了，并开始主动模仿说话声，尝试跟你说话。（　）

能较长时间注意物象及辨别不同，对陌生人表现出惊奇。（　）

倾听自己发出的声音和别人发出的声音，能把声音和声音的内容建立联系。（　）

能认出熟悉的事物，对新鲜事物感兴趣，有探索精神。（　）

看到东西伸手就去抓，不管什么都会往口里放。（　）

能够比较物品的大小，辨别物体的远近和空间。（　）

用哭、笑来表示喜欢和不喜欢，可能害怕陌生人。（　）

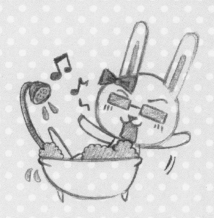

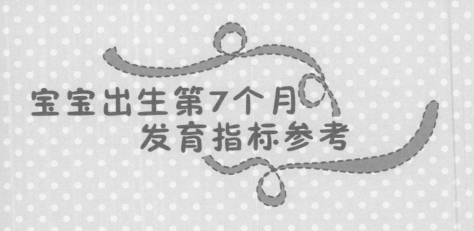

宝宝出生第7个月发育指标参考

体格标准

体重：满6个月时男婴体重5.9~9.8千克；女婴体重5.5~9.0千克。

身长：男婴身长62.4~73.2厘米；女婴身长60.6~71.2厘米。

头围：男宝宝平均为44.9厘米；女宝宝平均为43.9厘米。

牙齿：出牙2颗。

发育规律

体重：这月可增加0.45~0.75千克。

身高：这个月宝宝身高平均可长2厘米。

头围：这月可增长1.0厘米。

卤门：一般这月前卤还不会闭合，一般在0.5~1.5厘米之间，已经很小了，有的出现假闭合。

牙齿：这月将再出1~2颗牙齿。

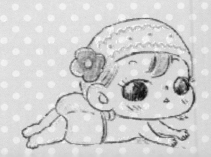

8

宝贝出生第8个月
生活记录表

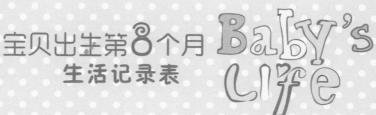
Baby's Life

睡眠

喝水

喂奶

洗澡

游戏

大便

婴儿补钙

亲子早操

小便

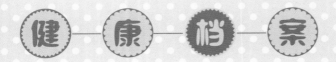

健康档案

宝宝爱睡觉

为了促进宝宝身心的生长发育，一定要保证宝宝的睡眠时间。一般来说，这个阶段的婴儿每天需要14~15小时的睡眠。

体检记录

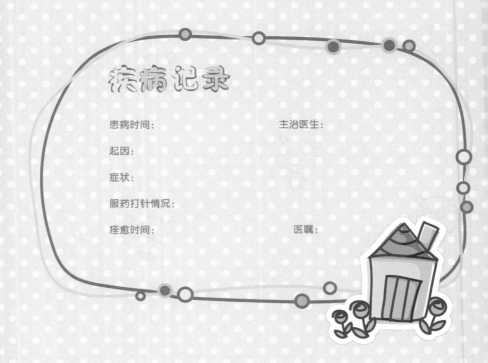

疾病记录

患病时间：　　　　　　　　　主治医生：

起因：

症状：

服药打针情况：

痊愈时间：　　　　　　　　　医嘱：

本月宝宝发展技能记录

能够很精确地使用手指捏东西，会扶杯喝水，自己吃东西。（　）

能够翻身、爬、站立。（　）

对看到的东西有了直观思维能力，开始有兴趣有选择地看东西。（　）

能辨别出友好和愤怒的说话声。（　）

能认出熟悉的事物，对新鲜事物感兴趣，有探索精神。（　）

会区分"1个""2个"的概念了，数理逻辑能力有了很大的提高。（　）

能将眼睛看到的和自身的身体动作建立联结反应。（　）

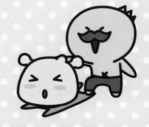

疫苗接种情况

接种时间	接种疫苗	次数	可预防的 传染病	宝宝接种情况
八月龄	麻疹疫苗	第一次	麻疹	

宝宝出生第8个月发育指标参考

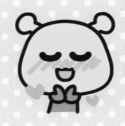

体

格

体重：满7个月时男婴体重6.4~10.3千克；女婴体重5.9~9.6千克。

身长：男婴身长64.1~74.8厘米；女婴身长62.2~72.9厘米。

头围：男宝宝平均为45.0厘米；女宝宝平均为43.8厘米。

牙齿：长出2~4颗乳牙。

育

发

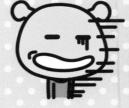

发

育

规

体重：本月宝宝体重有望增加0.22~0.37千克。

身高：这个月宝宝身高可增1.0~1.5厘米。

头围：本月宝宝头围增长进一步放缓，平均数值在0.6~0.7厘米之间。

卤门：没有大变化，和上个月差不多。

律

喝水

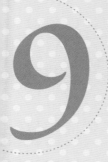

睡眠

喂奶

洗澡

游戏

大便

婴儿补钙

亲子早操

小便

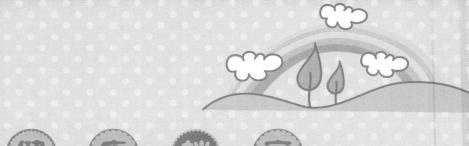

健　康　档　案

宝宝爱睡觉

为了促进宝宝身心的生长发育，一定要保证宝宝的睡眠时间。一般来说，这个阶段的婴儿每天需要14~15小时的睡眠。

体检记录

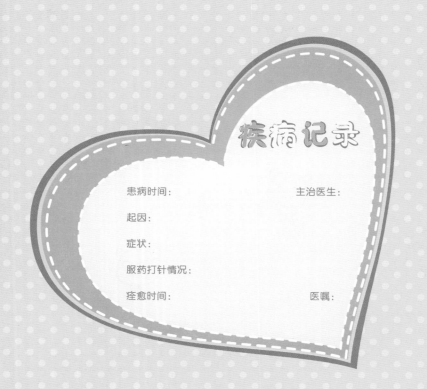

疾病记录

患病时间：　　　　　　　　　　　主治医生：

起因：

症状：

服药打针情况：

痊愈时间：　　　　　　　　　　　医嘱：

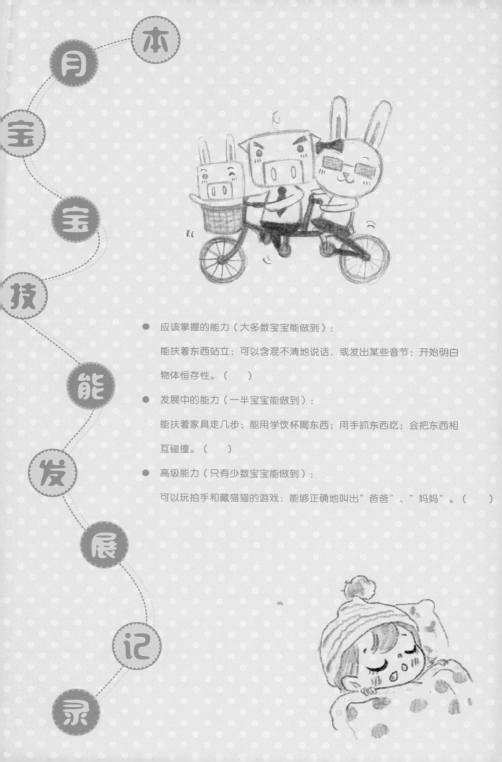

本月宝宝技能发展记录

- 应该掌握的能力（大多数宝宝能做到）：

  能扶着东西站立；可以含混不清地说话，或发出某些音节；开始明白物体恒存性。（   ）

- 发展中的能力（一半宝宝能做到）：

  能扶着家具走几步；能用学饮杯喝东西；用手抓东西吃；会把东西相互碰撞。（   ）

- 高级能力（只有少数宝宝能做到）：

  可以玩拍手和藏猫猫的游戏；能够正确地叫出"爸爸"、"妈妈"。（   ）

宝宝出生第9个月
发育指标参考

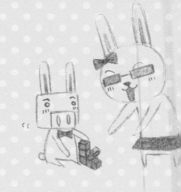

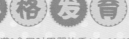

体重：满8个月时男婴体重6.9~10.8千克；女婴体重6.3~10.1千克。

身长：男婴身长65.7~76.3厘米；女婴身长63.7~74.5厘米。

头围：长出2~4颗乳牙。

体重：本月宝宝体重有望增加0.22~0.37千克。

身高：这个月宝宝身高可增加1.0~1.5厘米。

头围：头围增长0.67厘米。

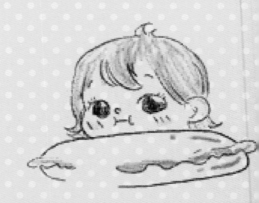

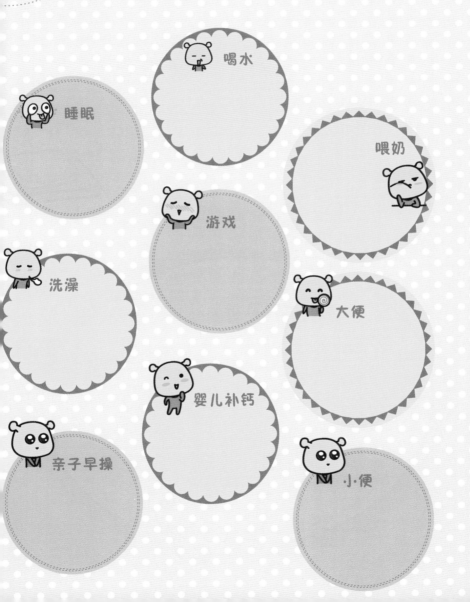

喝水

睡眠

喂奶

游戏

洗澡

大便

婴儿补钙

亲子早操

小便

宝宝爱睡觉

为了促进宝宝身心的生长发育，一定要保证宝宝的睡眠时间。一般来说，这个阶段的婴儿每天需要14~15小时的睡眠。

体检记录

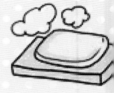

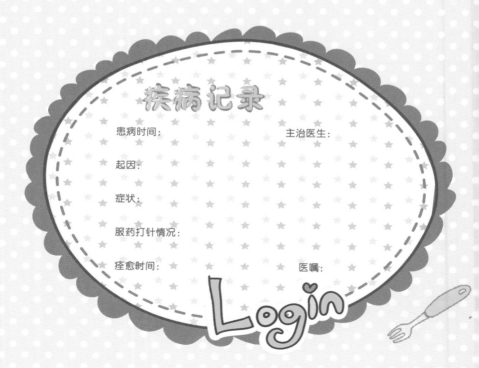

疾病记录

患病时间：　　　　　　　　　　　主治医生：

起因：

症状：

服药打针情况：

痊愈时间：　　　　　　　　　　　医嘱：

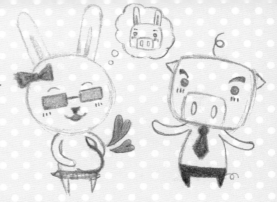

本月宝宝技能发展记录

能够独自站起来，并且靠着学步车慢慢地走几步。（　　）

可以主动地叫妈妈了，也很喜欢模仿人发声。（　　）

会不停地重复说一个词。（　　）

懂得爸妈的命令。（　　）

开始会看镜子里的形象，通过看镜子里的自己，能意识到自己的存在，

会对着镜子里的自己发笑。（　　）

有了辨别声音方向的能力。（　　）

能够认识常见的人和物。（　　）

变得更加自信，认生感减少，喜欢被表扬，主动亲近小朋友。（　　）

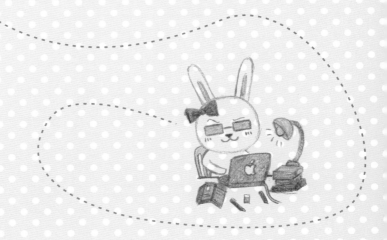

宝宝出生第10个月发育指标参考

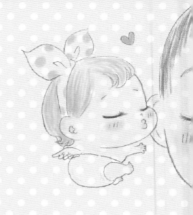

体型： 孩子的身长会继续增加，给人的印象是瘦了。

体重： 男婴的平均体重为9.91千克，女婴为9.4千克。

身长： 男婴的平均身长为75.4厘米，女婴73.9厘米。

头围： 男婴为46.3厘米，女婴为45.1厘米。

胸围： 男婴为45.9厘米，女婴为45.1厘米。

牙齿： 陆续又长出2~4颗乳牙。

体重： 这个月宝宝体重的平均增长数值是0.22~0.37千克。

身长： 这个月宝宝的身高平均可增加1.0~1.5厘米。

头围： 本月宝宝头围平均增长0.67厘米。

按照一般情况，这个月的宝宝陆续又能萌出2~4颗乳牙。

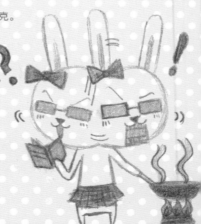

11

宝贝出生第11个月
生活记录表
Baby's Life

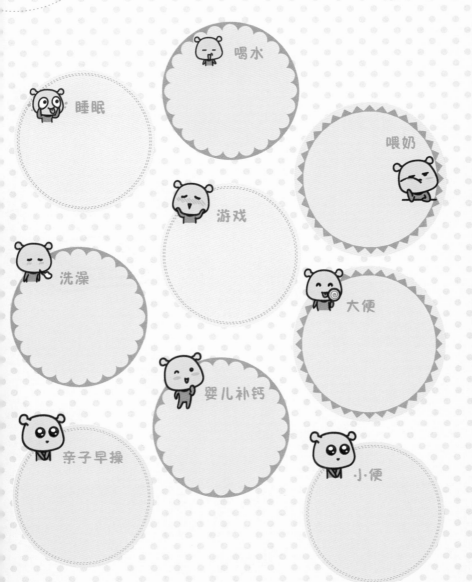

喝水

睡眠

喂奶

游戏

洗澡

大便

婴儿补钙

亲子早操

小便

healthy 健康档案

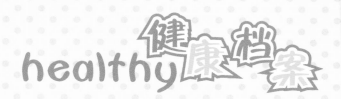

宝宝爱睡觉

为了促进宝宝身心的生长发育，一定要保证宝宝的睡眠时间。一般来说，这个阶段的婴儿每天需要14~15小时的睡眠。

体检记录

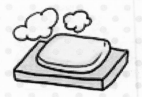

疾病记录

患病时间：   主治医生：

起因：

症状：

服药打针情况：

痊愈时间：   医嘱：

本月宝宝技能发展

可以在大人用一只手牵着的情况下走路，但是走起路来摇摇晃晃，此时还没有什么平衡感觉。（ ）

回答问题的时候尝试用语言回答，若是遇到他不会说的，会用动作来回答问题。（ ）

在图画书上开始认图、认物。（ ）

看到小狗，就会想起"汪汪"。（ ）

会选择喜欢的玩具，逐步建立了时间、空间、因果关系。（ ）

会用面部表情、简单的语言和动作与成人交往。（ ）

能执行大人提出的简单要求。（ ）

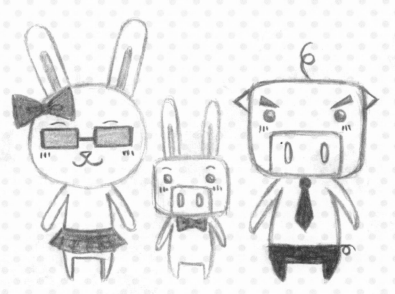

宝宝出生第11个月 发育指标参考

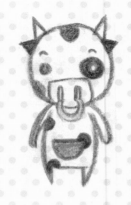

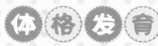 体格发育

体重：满10个月时男婴体重7.6~11.7千克；女婴体重6.9~10.9千克。

身长：男婴身长68.3~78.9厘米；女婴身长66.2~77.3厘米。

牙齿：长出4~6颗乳牙

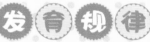 发育规律

体重：本月宝宝体重有望增加0.22~0.37千克。

身高：这个月身高可增长1.0~1.5厘米。

头围：头围增长0.67厘米。

前囟：少数宝宝前囟门就快闭合了。

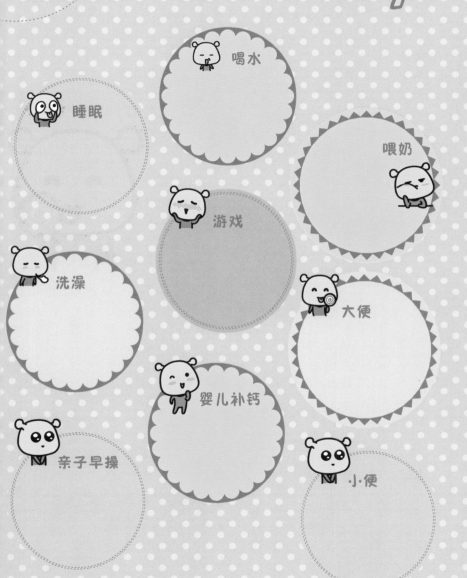

12

宝贝出生第12个月
生活记录表
Baby's Life

喝水

睡眠

喂奶

游戏

洗澡

大便

婴儿补钙

亲子早操

小便

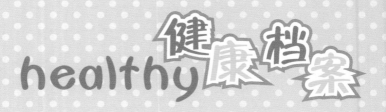

healthy 健康档案

宝宝爱睡觉

为了促进宝宝身心的生长发育，一定要保证宝宝的睡眠时间。一般来说，这个阶段的婴儿每天需要14~15小时的睡眠。

体检记录

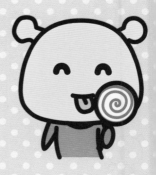

疾病记录

患病时间：   主治医生：

起因：

症状：

服药打针情况：

痊愈时间：   医嘱：

本月宝宝技能发展

能独自站立片刻，不用扶也能走几步，弯腰、招手、蹲下再站起更是不在话下，开始喜欢学走路。（　　）

在正确的教育下12个月的孩子可以说出"爸爸、妈妈、姨、奶、抱"等5~10个简单的词。（　　）

已经具备了看书的能力，他们可以认识图画、颜色，指出图中所要找的动物、人物。（　　）

可以在父母的指导下学会按自然数口头数数1、2、3……（　　）

开始对小朋友感兴趣，愿意与小朋友接近、游戏。（　　）

自我意识增强，开始要自己吃饭，自己拿着杯子喝水。（　　）

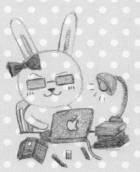

疫苗接种情况

接种时间	接种疫苗	次数	可预防的传染病	宝宝接种情况
一岁	乙肝减毒疫苗	第一次	流行性乙型脑炎	

宝宝出生第12个月
发育指标参考

体重：满11个月时男婴体重7.9~12.0千克；女婴体重7.2~11.3千克。

身长：男婴身长69.6~80.2厘米；女婴身长67.5~78.7厘米。

牙齿：长出6~8颗乳牙。

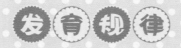

体重：全年体重可增加6.5千克。

身高：全年身高可增长25厘米。

头围：全年头围可增长13厘米。

前囟：1岁半左右囟门开始闭合。

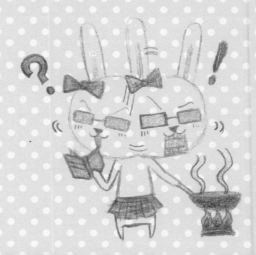

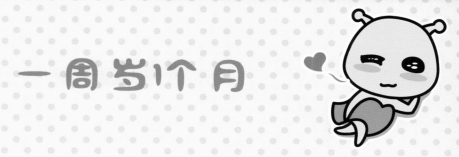

一周岁1个月

本月宝宝体能发育指标参考

体重　8.3~12.7Kg
身高　71.8~87.7cm
头围　46.8cm
牙齿　已长出8颗乳牙
前囟　有的宝宝已经闭合，有的宝宝还能摸到

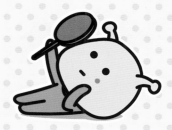

1~2岁疫苗接种

1岁	乙脑减毒疫苗	第一次	流行性乙型脑炎
	甲肝疫苗	第一次	甲型病毒性肝炎
1.5岁	无细胞百白破疫苗	第四次	百日咳、白喉、破伤风
	美国军舰风腮疫苗	第一次	麻疹、风疹、腮腺炎

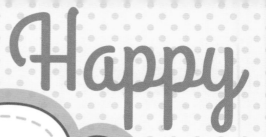Happy

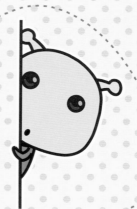

本月宝宝智能发育指标

走得越来越稳，摔倒次数减少。

宝宝能够自己拿起小勺吃饭，并端着杯子喝水。

能自己摘帽子，脱鞋子。

能分清前后方向，但分不清左右。

能把词组合成简短的句子，并说出来。

看着书上的实物图片，能和现实生活中相同的实物联系起来。

开始喜欢和小朋友一起玩耍，有的却仍然喜欢独自玩耍。

宝宝越来越有自己的主意了。

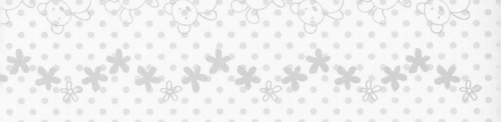

一周岁2个月

本月宝宝体能发育指标参考

体重 8.3~13.7Kg

身高 73.7~85.1cm

头围 47.1cm

牙齿 长出6~12颗乳牙

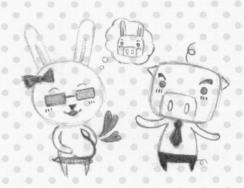

发育规律

体重	体重的计算公式为：年龄乘以7，再加8 （年龄X7+8=体重千克）
身高	身高计算公式为：年龄乘5，加75 （年龄X5+75=身高厘米）
前卤	卤门闭不闭合都正常

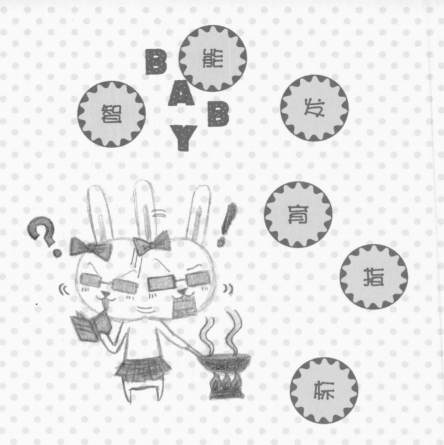

比原来站得稳了，走路也进步了，弯腰捡东西，然后站起来不摔倒。摔倒时能自己爬起来。

能比较熟练而准确地用手指捏起物品，拇指与食指、中指能很好地配合，不再是大把抓。

能理解80~100个日常用语，说出1~7个让爸爸妈妈听懂的句子。

通过手势、身体姿势和动作理解语言，说象声词，模仿动物叫声。

开始学会使用抽象的人称代词"我"和"我的"来表达自己的意思。

能分清物体的形状，最先会认圆形，但很快就能确认方形和三角形。

能指认出哪些生活用品是自己的。

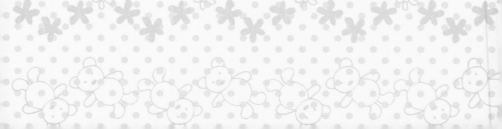

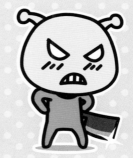

一周岁3个月

本月宝宝体能发育指标参考

体重 8.9~13.5Kg

身高 74.6~86.3cm

头围 47.5cm

牙齿 长出6~12颗乳牙

发育规律

体重	这月体重可能没有增长，但也属于正常
身高	遗传对宝宝身高的影响越来越明显
头围	进入幼儿期以后头围变化已经很小了，可以不必再测量了

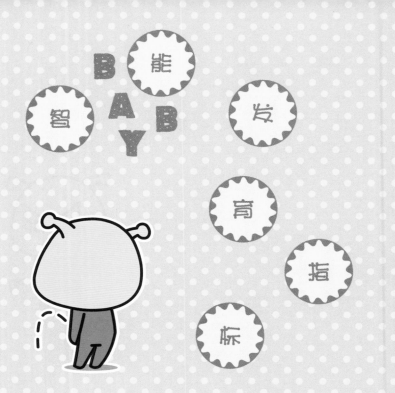

能

智

发

育

指

标

会把两块积木摞起来了。

宝宝大月会握管了。

有意识地叫爸爸、妈妈，甚至会叫爷爷、奶奶、姥姥、姥爷、叔叔、姑姑……

会走的宝宝，会扶着栏杆或其他的物体，抬起一只小脚丫，把脚下的皮球踢跑了。

会借助小凳子、桌子、沙发等物体往高处上。宝宝可能会独自爬上6~10个台阶。

会自己拿勺吃饭，能用两手端起自己的小饭碗，很潇洒地用一只手拿着奶瓶喝奶、喝水。

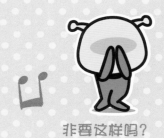

非要这样吗？

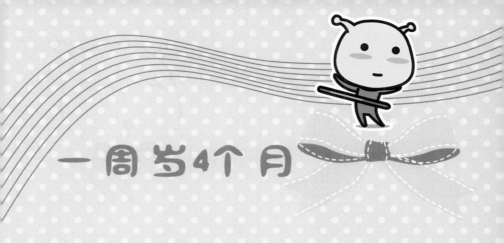

一周岁4个月

本月宝宝体能发育指标参考

体重 9~13.7kg

身高 75.5~87.4cm

牙齿 已长出8颗乳牙

发育规律

体重	这月体重没有显著增加
身高	身高持续稳步增长，遗传对各个宝宝身高产生的差异越来越大
头围与胸围	头围增长很少了，胸围在增加，显得头越来越小了
卤门	一般宝宝1岁半左右前卤完全闭合

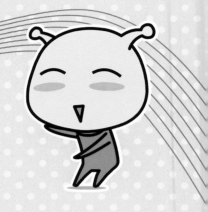

本月宝宝智能发育指标

◎试图跑起来

◎能蹲下了，蹲下后还能把地上的东西捡起来，并起身行走。

◎能够用勺子舀起碗里的饭，并送到嘴边。

◎会把拉链拉开，把衣服脱掉。

◎会把东西放到妈妈指定的地方去。

◎对周围人的对话开始发生兴趣。

◎认出10种以上的常见物品，并能说出其名称。

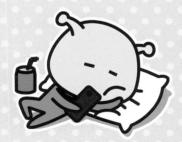

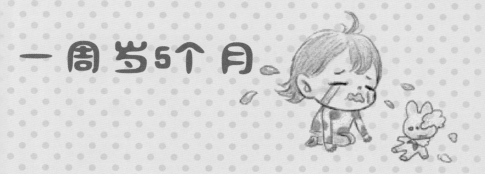

一周岁5个月

本月宝宝体能发育指标参考

体重　9.1~13.9kg
身高　77.8~88.5cm
牙齿　已长出12颗乳牙

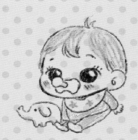

发育规律

	膳食结构要合理，吃入过多高热量的会过胖，但不代表健康，蛋白质、维生素等要均衡摄入	
前卤	一般宝宝1岁半左右前卤完全闭合	

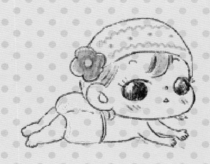

本月宝宝智能发育指标

走得越来越稳，摔倒次数减少。

宝宝能够自己拿起小勺吃饭，并端着杯子喝水。

能自己摘帽子，脱鞋子。

能分清前后方向，但分不清左右。

能把词组合成简短的句子，并说出来。

翻看书上的实物图片，能和现实生活中相同的实物联系起来。

开始喜欢和小朋友一起玩耍，有的却仍然喜欢独自玩耍。

宝宝越来越有自己的主意了。

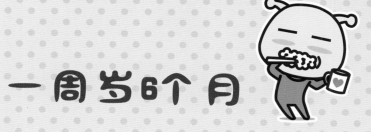

一周岁6个月

本月宝宝体能发育指标参考

体重 9.7~14.1kg

身高 77.1~89.5cm

牙齿 长出12颗乳牙

卤门 月数宝宝前卤完全闭合

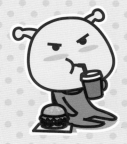

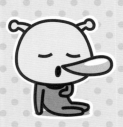

本月宝宝智能发育指标

能掌握向后退着走的技巧。

宝宝的衣服会脱不会穿，拉链还不能自己拉上。

会使用粘贴式的鞋带，但可能会粘得歪七扭八。

开始使用语言和周围人打招呼。

介辨出什么能吃，什么不能吃。

模仿能力超强。

和小朋友玩耍时表现得很自私。

有攻击性行为。

反抗，对这个世界说"不"。

宝宝天生不认输，甚至会拒绝他人的帮助。

一周岁7个月

本月宝宝体能发育指标参考

体重 9.4~14.4kg

身高 77.9~90.6cm

牙齿 长出10颗乳牙

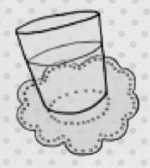

本月宝宝智能发育指标

走和跑都变得很熟练、能跳、能熟练地蹲。

能熟练地用杯子和勺。

会踢球、扔球。

会用蜡笔画线和圆了。

够不到的东西，会想办法古够。

宝宝会按照他自己的理解，用积木搭出他所见过的实物。

开始对小朋友有亲近感，但并不主动与小朋友在一起玩。

"我的"意识变得强烈起来。

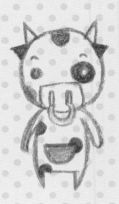

一周岁8个月

Hi

本月宝宝体能发育指标参考

体重 9.5~14.6kg

身高 78.7~91.6kg

牙齿 长出16颗乳牙

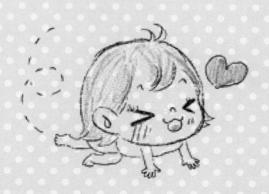

Happy

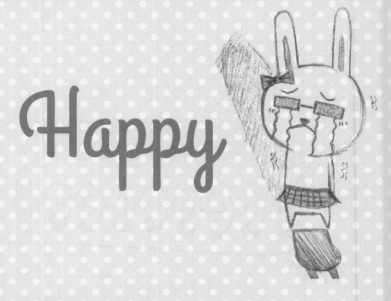

本月宝宝智能发育指标

宝宝会把两个胳膊高高抬起尝试跑。

在妈妈没有牵手的情况下，宝宝能借助栏杆上几阶楼梯了。

宝宝能认真地练习把绳子穿到带眼的珠子里。

宝宝已经会扭动门把手，会自己开门走出房间。

宝宝能说出90~150个词汇。

宝宝能牢记住很长的儿歌歌词。

能把他看到、听到和感觉到的东西综合起来，创造出新的内容。

宝宝逐渐喜欢和小朋友一起游戏了。

宝宝在爸爸妈妈面前大喊大叫，或发脾气，或摔东西。

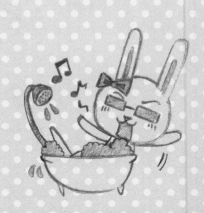

一周岁9个月

本月宝宝体能发育指标参考

体重 9.5~14.6kg

身高 78.7~91.6kg

牙齿 长出16颗乳牙

发育规律

身体比例根本改变，宝宝不再像个大头娃娃了，胸部、头、腹部三围差不多了；腿长长了，脖子也比原来长了，可以穿带领子的衣服。

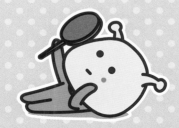

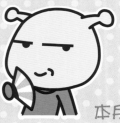

本月宝宝智能发育指标

会由走变成跑，由跑变成走，或由静止变成跑。

宝宝能够保持半下蹲状态近10秒钟了。

会双足并拢起跳。

能够牵着妈妈的手下楼梯。

宝宝会坐在车座上，脚踏在脚蹬上，把小车蹬起来。

几乎可以随心所欲地使用双手，干自己想干的事情。

宝宝会自己脱鞋了。

开始掌握名词以外的词了，如热、冷、脏、怕、走、拿、玩、打等。

宝宝能够区分物品的大小，比较出不同物品的差别。

除了继续依恋妈妈外，开始亲近其他人。

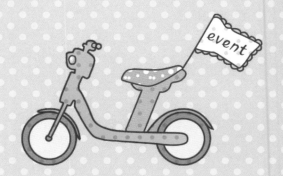

一周岁10个月

本月宝宝体能发育指标参考

体重　9.3~14.7kg

身高　79.1~92.1cm

牙齿　长出10~18颗乳牙

专家提醒：

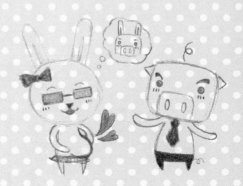

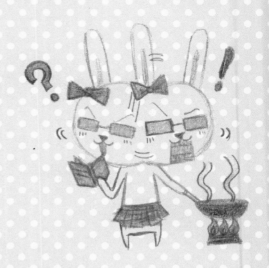

本月宝宝智能发育指标

能够自如自在地跑步，跑跑停停，并学会了奔跑。

能够自如地弯下腰来捡东西。

能够用积木搭建他想象的房子、火车、汽车，或其他见过的物体。

宝宝开始对橡皮泥产生浓厚的兴趣。

理解妈妈的语言，产生联想并做出相应动作。

宝宝开始知道白天和黑夜的区别，认识晴天、阴天、刮风、下雨和下雪。

主动亲爸爸妈妈的脸颊。

集中注意力5分钟左右。

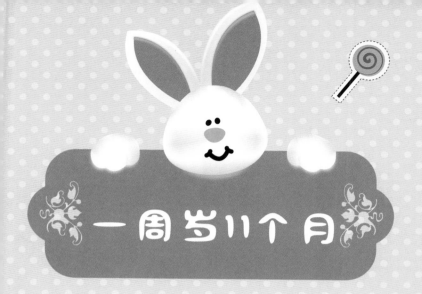

一周岁11个月

本月宝宝体能发育指标参考

体重 9.9~15.7kg

身高 80.9~94.4cm

牙齿 长出18颗乳牙

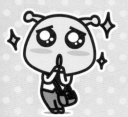

本月宝宝智能发育指标

能够把球扔进篮筐，喜欢骑小三轮车。

会自己一页一页地翻看图书，还会模仿妈妈折纸。

会旋动各种旋钮。

宝宝已经会用语言表达高兴或愤怒了。

注意力能集中10分钟左右。

对疼痛和冷热有更加强烈的感觉。

知道前后左右方位。

幼儿害怕亲人离开，尤其是妈妈。

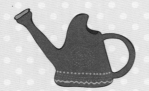

一周岁12个月

本月宝宝体能发育指标参考

体重　10.1~15.5kg

身高　81.7~95.7cm

牙齿　长出18颗乳牙

专家提醒

转眼宝宝快2岁了，从1岁到2岁这一年中，宝宝的体重身高可以变化不是特别大，但宝宝各方面的能力却有了翻天覆地的变化，真是一天一个样儿。

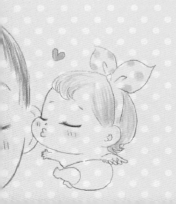

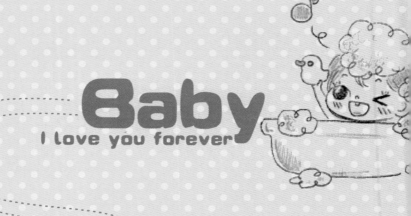

Baby

I love you forever

本月宝宝智能发育指标

能稳稳当当地走路了，一脚上一个台阶。

会耐心地把带小眼儿的珠子一个一个穿成串珠。

能搭更高层积木，能玩拼插图。

会在大人的指导下折纸，还会创造性地折一个小动物。

愿意使用新词和妈妈对话。

有极强的模仿力，也有极强的模仿欲望。

独立性不断增强，开始有了自律能力。

尝试着做自己喜欢的事情，开始感受父母对他的情感。

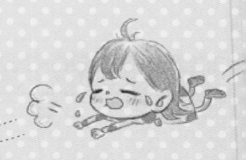

第一次	时间	地点	记录人
尿布疹			
痱子			
端尿			
抬头			
有意识伸手			
翻身			
独坐			
抓物			
辅食添加			
匍匐爬行			
捏物			
唤"妈妈"			
长牙			
站起			
迈步			

第一次	时 间	地 点	记录人
啼哭			
喝水			
喝奶			
睁眼			
吐奶			
打嗝			
小便			
大便			
抓握			
清理脐带			
踢腿			
微笑			
发声			
理发			
洗澡			
游泳			
玩耍			
早教			

童真妙语

The innocence of wit

时间：　　　年　月　日　　　　时间：　　　年　月　日
地点：　　　　　　　　　　　　地点：
宝宝妙语：　　　　　　　　　　宝宝妙语：

时间：　　　年　月　日　　　　时间：　　　年　月　日
地点：　　　　　　　　　　　　地点：
宝宝妙语：　　　　　　　　　　宝宝妙语：

时间：　　　年　月　日　　　　时间：　　　年　月　日
地点：　　　　　　　　　　　　地点：
宝宝妙语：　　　　　　　　　　宝宝妙语：

时间：　　　年　月　日　　　　时间：　　　年　月　日
地点：　　　　　　　　　　　　地点：
宝宝妙语：　　　　　　　　　　宝宝妙语：

时间：　　　年　月　日　　　　时间：　　　年　月　日
地点：　　　　　　　　　　　　地点：
宝宝妙语：　　　　　　　　　　宝宝妙语：

时间：　　　年　月　日　　　　时间：　　　年　月　日
地点：　　　　　　　　　　　　地点：
宝宝妙语：　　　　　　　　　　宝宝妙语：

时间：　　　年　月　日　　　　时间：　　　年　月　日
地点：　　　　　　　　　　　　地点：
宝宝妙语：　　　　　　　　　　宝宝妙语：

家庭树

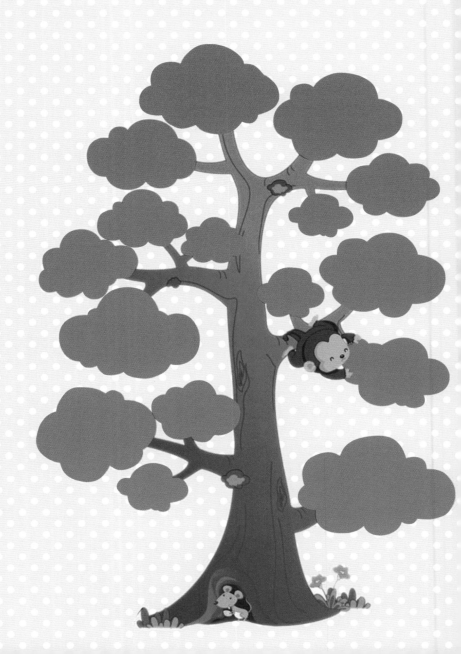

Happy

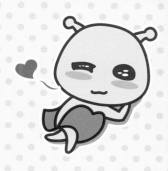

Memo	Monday	Tuesday	Wednesday	Thursday	Friday	Saturday	Sunday

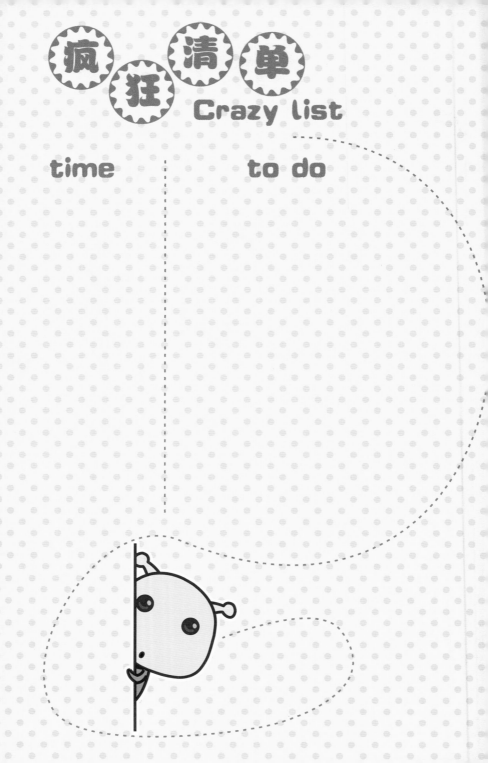

疯 狂 清 单

Crazy list

time   to do

Happy

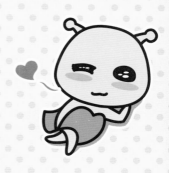

Memo	Monday	Tuesday	Wednesday	Thursday	Friday	Saturday	Sunday

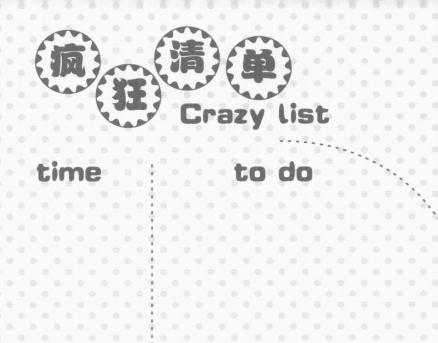

疯狂清单
Crazy list

time | to do

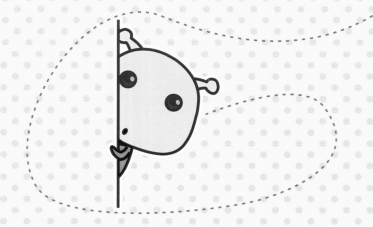

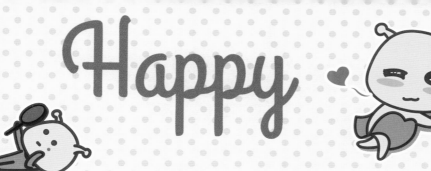

Happy

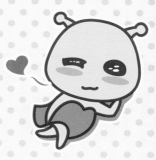

Memo	Monday	Tuesday	Wednesday	Thursday	Friday	Saturday	Sunday

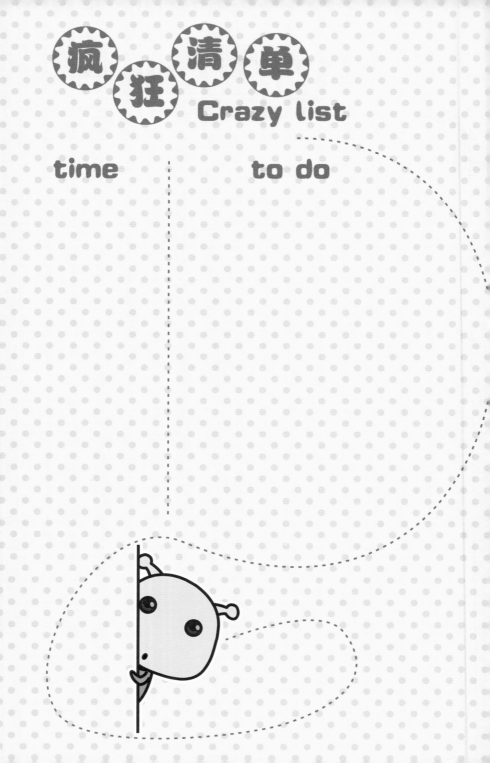

疯 狂 清 单

Crazy list

time   to do

Happy

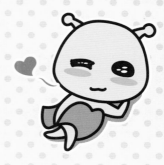

Memo	Monday	Tuesday	Wednesday	Thursday	Friday	Saturday	Sunday

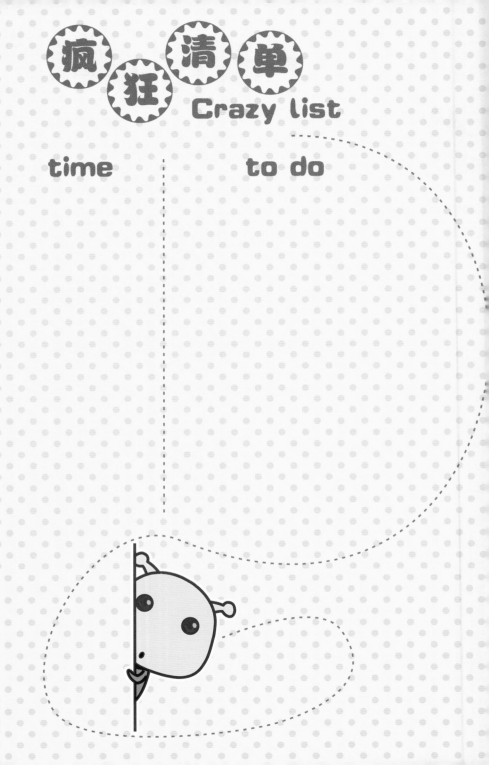

疯狂清单
Crazy list

time   to do

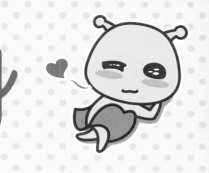

Happy

Memo	Monday	Tuesday	Wednesday	Thursday	Friday	Saturday	Sunday

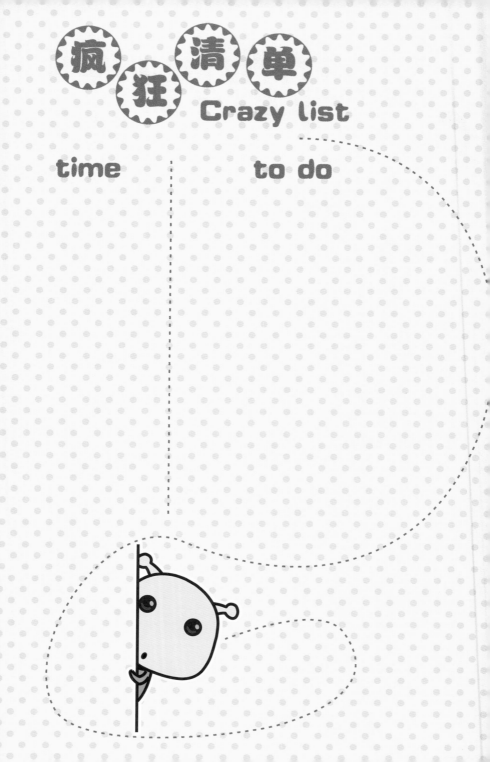

疯狂清单

Crazy list

time   to do

Happy

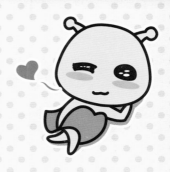

Memo	Monday	Tuesday	Wednesday	Thursday	Friday	Saturday	Sunday

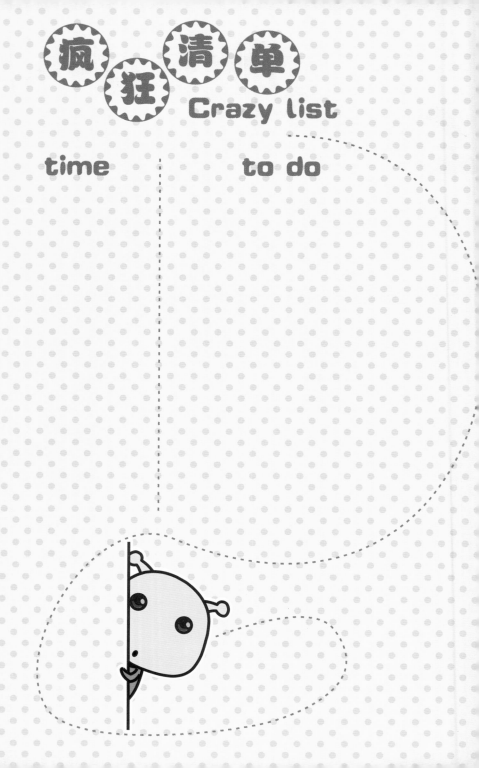

疯狂清单
Crazy list

time   to do

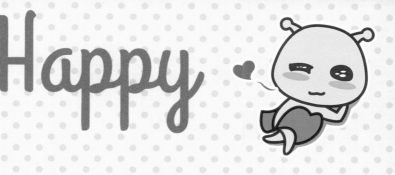

Memo	Monday	Tuesday	Wednesday	Thursday	Friday	Saturday	Sunday

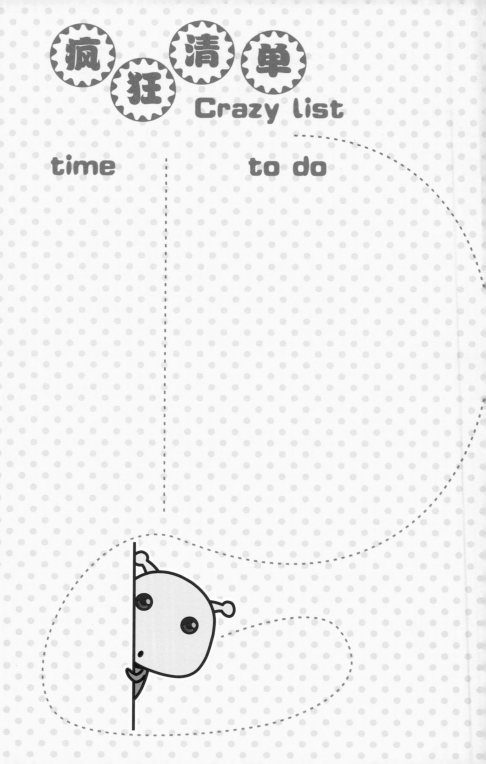

疯狂清单
Crazy list

time   to do